ACADÉMIE DE MÉDECINE

DE L'IDENTITÉ

DU

BRUIT DE SOUFFLET DIT PLACENTAIRE

AVEC

LE BRUIT DE SOUFFLET DES GROSSES ARTÈRES

ET DE SA LOCALISATION DANS LES ARTÈRES INTRA-PELVIENNES

PAR

M. le professeur BOUILLAUD
Membre de l'Institut, de l'Académie de médecine, etc

PARIS
G. MASSON, ÉDITEUR
LIBRAIRE DE L'ACADÉMIE DE MÉDECINE
PLACE DE L'ÉCOLE-DE-MÉDECINE
1876

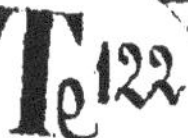

ACADÉMIE DE MÉDECINE

DE L'IDENTITÉ

DU

BRUIT DE SOUFFLET DIT PLACENTAIRE

AVEC

LE BRUIT DE SOUFFLET DES GROSSES ARTÈRES

ET DE SA LOCALISATION DANS LES ARTÈRES INTRA-PELVIENNES

PAR

M. le professeur BOUILLAUD

Membre de l'Institut, de l'Académie de médecine, etc.

PARIS

G. MASSON, ÉDITEUR

LIBRAIRE DE L'ACADÉMIE DE MÉDECINE

PLACE DE L'ÉCOLE-DE-MÉDECINE

1876

DE L'IDENTITÉ

DU

BRUIT DE SOUFFLET DIT PLACENTAIRE

AVEC

LE BRUIT DE SOUFFLET DES GROSSES ARTÈRES

ET DE SA LOCALISATION DANS LES ARTÈRES INTRA-PELVIENNES

Lorsque, en 1822, notre vénérable et éminent collègue, M. de Kergaradec, en auscultant l'abdomen des femmes enceintes, fit l'heureuse et brillante découverte des bruits du cœur du fœtus, et d'un bruit de soufflet, auquel il donna le nom de placentaire, nos connaissances sur les bruits normaux des artères étaient absolument nulles. Mais déjà, dans la première édition de son *Traité de l'auscultation médiate*, publiée en 1819, Laennec avait consacré un chapitre de ce livre immortel, *au bruit de soufflet proprement dit et au bruit de soufflet musical des artères*. Ajoutons que dans la seconde édition du même livre, en 1826, il fit connaître ses propres recherches sur le bruit de soufflet dit placentaire, qu'il compare au bruit de soufflet proprement dit des artères. Cette comparaison est si juste, qu'elle s'est présentée, comme d'elle-même, à tous ceux qui sont également versés dans l'étude clinique, et du bruit de soufflet appelé placentaire, et du bruit de soufflet proprement dit des artères. En raison même de la ressemblance de nature entre ces deux bruits, il est permis d'avancer *à priori*, c'est-à-dire par voie de corollaire ou d'induction, qu'ils doivent être également semblables, sous le double rapport de leur siége et de leur cause efficiente ou *génératrice*. Mais il reste ensuite à démontrer, *à posteriori*, par l'observation *clinique*, aidée au besoin de l'observation expérimentale, qu'il en est bien réellement ainsi.

Pour traiter des bruits anormaux des artères, il est de toute évidence qu'il faut auparavant savoir quels en sont les bruits normaux. Il n'appartenait qu'à un observateur tel que Laennec, privé qu'il était lui-même de cette connaissance préalable, de *deviner* en quelque sorte un certain nombre de bruits anormaux des artères. Après avoir lu ce que des hommes d'ailleurs très-éminents ont écrit, par exemple, sur l'acoustique *obstétricale*, je n'ai pu m'empêcher de rester profondément persuadé qu'il ne leur a manqué, pour éviter plusieurs erreurs en cette belle et importante matière, que de ne s'être pas suffisamment familiarisés avec l'acoustique des bruits des artères et du cœur, en dehors de l'état obstétrical, tant à l'état normal qu'à l'état anormal. C'est pourquoi nous avons cru devoir commencer notre présent travail par l'étude de ces bruits, en ce qui concerne les artères.

Si je ne parle pas du bruit des veines, c'est qu'elles en sont complétement dépourvues, comme de mouvements de systole et de diastole. Je n'ignore pas que bien des auteurs soutiennent le contraire, mais c'est une erreur facile à démontrer.

PREMIÈRE PARTIE.

RECHERCHES SUR LES BRUITS NORMAUX ET ANORMAUX DES ARTÈRES, ET SUR LEUR THÉORIE OU MODE DE PRODUCTION.

§ 1er. — *Bruits normaux.*

Je crois devoir distinguer ces bruits en deux espèces : 1° bruits propres au jeu des artères elles-mêmes ; 2° bruits propres au *frottement* de l'ondée sanguine contre les parois artérielles.

I. Depuis les premiers temps de mon enseignement clinique (1831-32) jusqu'au moment même où je parle, je n'ai cessé d'ausculter les artères, et cependant j'avoue que mes notions sur la première espèce de ces bruits me laissent encore beaucoup à désirer.

A. Ces bruits coïncident avec la diastole et la systole artérielles, et, comme elles, sont séparés par des repos, ou des *silences*, pour parler plus juste encore. Le bruit artériel est donc double ou *dicrote* comme le pouls artériel. Je le compare au bruit sourd, à ton *bas*, que l'on produit en faisant passer brusquement de l'état de relâchement à l'état de distension plus ou moins forte, une corde, du volume de l'artère auscultée, au bruit d'une chiquenaude ou de la percussion du doigt sur un corps plus ou moins dur. Mais comme ce double bruit de *tot-tot* ne ressemble parfaitement qu'à lui-même, nul explorateur ne pourra s'en faire une idée exacte, que par une longue et patiente pratique de l'auscultation, sans laquelle l'*éducation* du sens de l'oreille resterait imparfaite.

Le premier bruit, isochrone à la diastole artérielle, est plus long, plus fort, et par conséquent plus facile à entendre que le second. Ces bruits ne sont accompagnés d'aucun frémissement vibratoire ou *cataire*.

B. Le double bruit dont il s'agit nous paraît avoir pour cause essentielle ou génératrice les vibrations du tube artériel, pendant la brusque secousse alternative que lui impriment la diastole et la systole dont il est animé. Cette diastole et cette systole sont donc la véritable *force physiologique* du phénomène acoustique dont les artères sont les instruments.

II. Passons à la seconde espèce des bruits artériels normaux. Celle-ci, comme nous l'avons dit, se rapporte au frottement de l'ondée ou colonne sanguine, qui circule dans les tubes *vivants* des artères, sous la double impulsion du cœur ventriculaire pendant la diastole artérielle, et de celle des artères ellesmêmes, dans leur état de systole. Telles sont les conditions physiques, et de la surface sur laquelle s'exerce ce frottement, et du liquide sanguin qui en est l'agent immédiat, qu'à l'état parfaitement normal, il ne donne lieu à aucun bruit sensible aux moyens d'auscultation employés jusqu'ici, et n'est accompagné d'aucun frémissement vibratoire.

Mais il n'en est plus ainsi, lorsque se présentent des conditions capables d'augmenter l'intensité du frottement dont il est ici question. Alors, en effet, apparaissent diverses espèces de bruits proprement dits ou sons non *appréciables*, non musicaux, ou des sons *appréciables*, musicaux, tels que des bruits de soufflet, de râpe, de lime, de scie, d'étrille pour les premiers, et pour les seconds des sons de ronflement, de sifflement, de piaulement, de roucoulement, etc., tels que nous allons les étudier dans le paragraphe suivant.

§ 2. — *Bruits anormaux.*

I. Je laisse de côté les bruits anormaux de notre première espèce, attendu qu'ils ne ressemblent point à ce bruit de soufflet dit placentaire, objet principal de notre étude en ce moment.

II. Parmi les bruits anormaux de notre seconde espèce, il en était un déjà bien connu, avant que le bruit de soufflet dit *placentaire* eût été découvert, et qui portait précisément le même nom *générique*, à savoir le bruit de *soufflet du cœur et des artères.*

A. Il tire son nom de sa ressemblance avec celui du soufflet. On peut aussi le comparer au bruit du vent, d'un jet de vapeur, ou bien à celui que fait notre bouche quand, à l'instar du soufflet ordinaire, elle souffle le feu, ou une bougie qu'elle veut éteindre, et se constitue ainsi en un soufflet *vivant.*

C'est à cette espèce de souffle que Laennec a donné le nom de bruit de *soufflet proprement dit*, pour le distinguer de celui qu'il a désigné sous la dénomination de *bruit de soufflet musical.* Cette distinction est fort juste. Toutefois, il faut bien savoir qu'il suffit, pour transformer en bruit musical ou sibilant, le bruit de soufflet proprement dit, de rétrécir le tuyau ou l'ouverture par laquelle il se produit, d'augmenter l'intensité et la vitesse du courant gazeux ou liquide, qui traverse ce tuyau ou cette ouverture. Comme le bruit du soufflet proprement dit, les diverses variétés, ou mieux encore *variations* du bruit de soufflet musical, tirent leurs noms de leur ressemblance aux sons musicaux, simples ou composés, de certains instruments, d'une *notoriété* non moins générale que celle du soufflet lui-même : telle est, entre autres, celle à laquelle j'ai donné le nom de ce jouet d'enfants qu'on appelle *diable.* D'autre fois, on les compare aux cris ou au chant plus ou moins grossiers de certains animaux.

Voici quelles sont les principales variétés du bruit de soufflet musical.

1° *Bruit de mugissement et de sifflement du vent.* — C'est une des variétés les plus communes. Dans son *ton* le plus aigu, elle imite parfaitement le sifflement ou le grondement du vent à travers une serrure. A son *ton* le plus bas, elle imite le lointain mugissement de la mer, le bruit d'un coquillage qu'on approclie de l'oreille, le bruit dit rotatoire (Laennec), le bruissement d'un lieu public dans lequel sont rassemblées une grande foule de personnes qui parlent entre elles, bruit qui se renforce, si on l'écoute en plaçant le haut de son chapeau sur l'oreille en manière de cornet acoustique; cette variété ressemble aussi au bruissement que l'on entend en introduisant un bout de doigt dans l'entrée du conduit auditif, sans le fermer complétement, et en pressant plus ou moins fortement la partie sur laquelle repose le doigt.

2° *Bruit de diable.* — Cette variété n'est pas moins commune que la précédente. De son ton le plus bas jusqu'au plus aigu, elle parcourt une sorte de gamme tout à fait comparable à celle que l'instrument auquel elle emprunte son nom parcourt lui-même, depuis le moment où il commence simplement à bruire, jusqu'à celui où il parvient au maximum de son ronflement.

3° *Bruit de piaulement.* — J'ai donné ce nom à une des variétés du souffle musical des artères et du cœur, dont nul auteur n'avait encore parlé, parce qu'elle ressemble exactement au piaulement du poulet ou de quelques autres oiseaux.

4° *Chant des artères.* — C'est la plus curieuse de toutes les variétés du souffle dit musical des artères. C'est à Laennec qu'appartient l'honneur de l'avoir découverte, et d'avoir, COMPOSITEUR d'une nouvelle espèce, parfaitement noté un certain nombre de chants, ou d'*airs* ainsi joués par les artères. La première fois que j'entendis, pour ma part, un de ces *airs*, c'était chez un jeune homme, beau chlorotique du sexe masculin, que je vis en consultation avec M. le docteur Garnier. Ses artères carotides et sous-clavières ne ronflaient pas uniformément comme le *diable*, le sabot ou la toupie, mais roucoulaient, sifflaient un de ces airs, un peu monotones, assez agréables à l'oreille, notés par Laennec, et qu'il a comparés à ceux de la guimbarde (1).

Je crois devoir ranger dans cette quatrième variété du souffle musical ceux que l'on peut comparer aux bourdonne-

(1) Certains *airs* des artères m'ont paru ressembler à ceux que donnent des espèces de violon grossier que les enfants, dans mon pays natal, construisent avec la tige verte du maïs.

ments ou aux fredonnements de certains insectes, tels que le bourdon, la mouche, l'abeille, la cigale, et celui que, dans quelques-unes de mes observations, je trouve désigné sous le nom de bruit de grelots.

Les souffles musicaux des artères, comme le bruit de soufflet proprement dit, peuvent n'avoir lieu qu'aux deux temps de la diastole et de la systole artérielles, et c'est à ceux-là que j'ai donné le nom de *bruit de soufflet à double courant*, dès la première époque de mes recherches. Quand ils sont *continus*, c'est-à-dire qu'ils s'entendent même pendant les *repos* artériels, ils présentent des *rémittences* qui sont isochrones à ces repos, et des renforcements ou *paroxysmes* isochrones à la diastole et à la systole des artères. (Le renforcement diastolique est toujours plus intense que le systolique.)

Indiquons maintenant quelques particularités assez curieuses relatives au bruit de soufflet musical. Si l'on appuie, avec une force graduée, le stéthoscope sur le trajet des artères, sans toutefois trop empêcher le cours du sang, le bruit s'accentue davantage et devient plus aigu : celui désigné sous le nom de bruit de diable, entre autres, se transforme en un grondement qui fait presque mal à l'oreille. Si la compression est portée au point d'intercepter complétement le passage du sang, le bruit cesse de se faire entendre. En ce qui concerne celui que donnent les artères carotides et sous-clavières en particulier, si, comme M. Donné, alors mon chef de clinique, l'a expérimenté le premier, le sujet qu'on ausculte fait un effort violent et prolongé, le bruit disparaît à l'instant même, comme le son d'une corde vibrante que l'on pince avec force. Cependant, chez une femme, dont les carotides et les sous-clavières ne donnaient qu'un assez faible bruit de diable, à chaque effort il se produisait un sifflement continu, analogue à celui du vent qui traverse l'ouverture d'une serrure (peut-être l'effort n'était-il pas assez violent et prolongé).

Les attitudes assise ou levée, les changements de rapport des artères avec les parties environnantes, etc., suffisent pour faire varier le souffle musical des artères. Par exemple, si l'on saisit le larynx, et, qu'on l'éloigne de la carotide où le bruit se passe, celui-ci diminue ou même cesse complétement. Il augmente, au contraire, lorsque la tête étant portée du côté opposé à cette artère, et le menton un peu élevé, on rapproche doucement du larynx l'artère indiquée.

Enfin, il est des cas où, sans cause connue, le bruit cesse puis reparaît dans telle ou telle artère, tandis qu'il persiste dans une autre, qu'il abandonne à son tour pour se manifester dans une autre, etc., etc.

On peut entendre les diverses nuances du souffle musical des artères dans toutes celles qui sont accessibles à l'auscultation. Toutefois, pour qu'il en soit ainsi, elles doivent avoir une certaine grosseur, et telles sont celles qui naissent de la crosse de l'aorte, de la terminaison de l'aorte abdominale et leurs principales divisions (1). Je n'assure pas qu'on ne puisse trouver le bruit de souffle musical dans les artères de troisième ou quatrième ordre et au-dessous, telles que les sous-maxillaires, les temporales, les radiales, les cubitales, les tibiales, les péronières, les épigastriques, etc.; mais j'ai fait jusqu'ici de vaines recherches pour l'y constater, et je ne sache pas que d'autres observateurs aient été plus heureux que moi. Quant aux divisions capillaires des artères, je ne sache pas non plus que personne ait jamais entendu leurs bruits normaux ou anormaux, si tant est qu'il en existe réellement d'appréciables.

De toutes les grosses artères extérieures, celles qu'il est le plus facile de soumettre à l'auscultation, et qui semblent aussi réunir toutes les conditions les plus favorables à la production du bruit de soufflet proprement dit et du bruit de soufflet musical, ce sont les artères carotides et sous-clavières. Aussi peut-on établir en *loi* générale que, dans les cas où l'on a entendu ces bruits dans les grosses artères autres que les carotides et les sous-clavières, ces dernières le donneront aussi. Ils se font assez souvent entendre en même temps dans les grosses artères

(1) Je n'ai jamais rencontré dans l'aorte thoracique et abdominale un souffle musical continu ; ou si, dans quelques cas, cela m'est arrivé, ce souffle n'était pas aussi bien caractérisé que celui des premières ou secondes divisions de ces deux gros troncs artériels. Mais j'ai très-souvent constaté dans ces derniers le bruit de souffle proprement dit, à double courant ou à deux temps, et une quarantaine de fois au moins les bruits de *piaulement*, de ronflement, soit à deux temps, soit à un seul temps.

Dans certains cas, *il m'a semblé* que l'artère pulmonaire était le siége des deux espèces de bruit ci-dessus indiqués.

similaires de chaque côté du corps, mais presque toujours avec cette circonstance curieuse que jamais, ou du moins presque jamais, ils ne sont absolument les mêmes et également forts dans les unes et dans les autres.

Le sifflement musical des artères est souvent accompagné d'un frémissement vibratoire ou cataire, mais doux, un peu diffus, et non rude et étroit, tel que celui auquel donnent lieu certains rétrécissements des orifices du cœur, avec lésions chroniques organiques de leurs valvules, ou les rétrécissements également *organiques* des artères.

Corvisart, le premier, a constaté que le rétrécissement *organique* de l'orifice aortique donnait lieu au *frémissement vibratoire du pouls*, phénomène qui constitue une simple variété du frémissement vibratoire des artères, considéré en général. Quand ce frémissement appartient en propre aux artères elles-mêmes, il peut offrir, lui aussi, une rudesse, une sorte d'*âpreté* très-prononcée. Mais alors, ainsi qu'il vient d'être noté, il existe dans les parois de ces vaisseaux des lésions, dont la présence a rendu *raboteuse*, *inégale*, *rugueuse*, etc., leur surface interne, condition qui augmente singulièrement le frottement dont elle est le siége, pendant le double mouvement de systole cardiaque et de systole artérielle, nécessaire au cours du sang rouge.

Quant au frémissement vibratoire qui accompagne le souffle continu des artères, indépendant de toute lésion matérielle ou anatomique du genre de celles indiquées tout à l'heure, il est, nous le répétons, *doux* au toucher, et en général si léger, si faible, que pour le bien sentir il faut comprimer plus ou moins les artères.

B. — Arrivons enfin à la théorie des bruits et des sons artériels que nous venons de signaler.

Théorie de Laennec. — La théorie de notre seconde espèce de bruits anormaux des artères avait, avant nous, été étudiée par Laennec. Mais comme il ne connaissait point les phénomènes acoustiques normaux et anormaux, qui dépendent du bruit de frottement de la colonne sanguine, non plus que ceux dus à la double secousse des artères, il a traité du bruit de soufflet proprement dit et du bruit de soufflet musical des artères, sans le rattacher ni à l'une ni à l'autre de nos deux espèces.

Voici, d'ailleurs, ce qu'il nous enseigne sur les *causes* de cette double espèce de bruit et sur le frémissement cataire ou vibratoire. Il a d'abord voulu s'assurer par quelques expériences de ce qu'il peut y avoir de purement physique dans ces phénomènes. On sait, dit-il, que lorsqu'on applique la main sur les tuyaux de cuir des pompes à incendie, on sent un frémissement manifeste. Il ajoute qu'ayant fait comprimer et lâcher alternativement un de ces tuyaux par dix mains vigoureuses, de manière à imiter la systole et la diastole des artères, on entendait un bruit assez analogue au bruit de soufflet.

Ailleurs, Laennec a signalé, comme en passant, un bruit de souffle de compression des artères, soit par les doigts, soit par le stéthoscope. Selon lui, ce bruit de souffle par compression ne se produirait que chez les sujets nerveux, hypochondriaques, hystériques, portant déjà dans certaines artères un semblable bruit, indépendant de toute compression. Il note, il est vrai, que « chez les sujets qui présentent le bruit de soufflet dans le cœur ou dans une artère, on le détermine *souvent* à volonté, de la même manière dans une autre, et particulièrement dans *les brachiales* ». Mais ce n'est pas seulement chez les sujets dont parle ici Laennec, ce n'est pas seulement souvent, ce n'est pas particulièrement dans les brachiales, c'est chez tous les sujets, c'est dans toutes les artères, que l'on détermine à volonté en les comprimant le bruit de soufflet. Nous avons pratiqué un nombre infini de fois cette expérience, si simple et si facile, sur toutes les artères accessibles au stéthoscope (aorte, carotides, sous-clavières, axillaires, brachiales, crurales, poplitées), et constamment nous avons entendu très-distinctement un bruit de soufflet, semblable à celui des femmes enceintes.

A des reprises nombreuses, j'ai ausculté les tuyaux d'arrosage, et constamment aussi, dans les points où je les comprimais convenablement, j'ai parfaitement entendu un bruit de soufflet, et constaté un frémissement vibratoire, phénomènes qui disparaissaient aussitôt que je cessais la compression. A l'époque bien lointaine où je commençai mes recherches sur les bruits artériels, M. Pelletan, ancien professeur de physique médicale à la Faculté de médecine, me communiqua les résultats d'expériences qu'il avait faites sur les bruits produits par le mouvement d'un liquide dans des canaux inertes. L'un de ces résultats, c'était d'une part, que, lorsque la surface de ces canaux est lisse, on ne perçoit aucun bruit de soufflet ni de frémissement vibratoire, et, d'autre part, qu'on observait très-bien ces deux phénomènes dans les tuyaux de cuir ou de toile des pompes à incendie, dans les cas de rétrécissement de ces canaux, surtout quand le mouvement du liquide est rapide.

En 1831-1832, M. le docteur Donné, alors mon chef de clinique, et moi, nous avons fait des injections d'eau dans les artères des cadavres, et le stéthoscope appuyé sur elles nous faisait entendre un bruit de soufflet. Cette expérience a été répétée, avec le même résultat, dans l'amphithéâtre de la Charité, en présence de M. le docteur Dalmas, connu par son esprit observateur, et d'un bon nombre d'élèves.

Revenons maintenant à la théorie de Laennec relativement au bruit de soufflet proprement dit, au bruit de soufflet musical, et en même temps au frémissement cataire, ainsi qu'aux phénomènes acoustiques de l'état de grossesse. La voici : « Ces anomalies sont d'autant plus remarquables qu'entre tous les phénomènes qu'a fait connaître l'auscultation médiate, seuls ils ne sont liés à aucune lésion des organes. Les faits positifs que nous avons exposés tendent tous à prouver que *le bruit de soufflet est le produit d'un simple spasme, et ne suppose aucune lésion du cœur et des artères.* »

Nouvelle théorie. — Les causes efficientes ou productrices des bruits anormaux des artères, comme celles de leurs bruits normaux, résident dans les tubes artériels eux-mêmes, dans le sang qui les parcourt, ou bien dans ces deux éléments réunis. Fidèles à notre dessein de n'étudier ici que les bruits anormaux désignés par Laennec sous les noms de bruit de soufflet proprement dit et de bruit de soufflet musical, ce sont les causes de ces bruits qui seules aussi vont nous occuper. Nous avons vu que selon la théorie de Laennec, il n'existerait aucune lésion matérielle ou physique des artères à laquelle on puisse les attribuer, et qu'ils seraient dus à une *simple modification de l'innervation*, à une *anomalie de l'influx nerveux*, à un *état vital particulier*, à un *spasme des artères*. Comme Laennec savait très-bien, puisqu'il l'avait annoncé le premier, que le *rétrécissement* des orifices du cœur donne naissance à un bruit de soufflet, il est évident qu'en traitant du bruit de ce nom, sous la double espèce en laquelle il l'a divisé, ayant pour cause un *simple spasme* du cœur ou des artères, il a fait abstraction du bruit de soufflet du cœur produit par un *rétrécissement organique* des orifices du cœur ou du calibre artériel. Laissons donc de côté, avec lui, le bruit de soufflet ou les autres bruits anormaux du cœur et des artères produits par des lésions organiques proprement dites, ou des lésions dans la structure interne des parois artérielles elles-mêmes, et recherchons quelles sont les conditions purement physiques, auxquelles on peut attribuer la production de ce bruit de soufflet des artères, soit bruit de soufflet proprement dit, soit bruit de soufflet musical, que Laennec avait attribué au *spasme* de ces vaisseaux.

Si nous considérons les tubes artériels eux-mêmes, nous trouvons, ainsi qu'il a été dit et démontré tout à l'heure, qu'il suffit de comprimer une artère, et partant de diminuer, de *rétrécir* son calibre, pour produire aussitôt un bruit de soufflet proprement dit, qui disparaît avec la compression (1). Or, ce n'est pas seulement une compression artificielle, expérimentale, mais une compression naturelle, *clinique* pour ainsi dire, telle que celle produite par une tumeur développée sur le trajet d'une artère de grosseur suffisante, qui peut produire le bruit indiqué. Les exemples de ce genre abondent aujourd'hui pour tous les cliniciens, qui ont une longue habitude de l'auscultation des bruits artériels. Parmi les artères qui peuvent être ainsi soumises à une compression de cette espèce, les grosses artères de l'excavation pelvienne que, par abréviation, j'appellerai intra-pelviennes, occupent le premier rang. Elles y sont le plus exposées parce que rien n'est plus commun que les tumeurs des ovaires et de l'utérus, sans oublier cette tumeur, si souvent renaissante chez plusieurs femmes, connue sous le terme caractéristique, non de grosseur, mais de grossesse. Nous avons, pour notre part, recueilli un asssez bon nombre d'exemples de ce bruit de soufflet *localisé* dans les artères intra-pelviennes, parmi lesquels nous en avons choisi quel-

(1) Il est des cas dans lesquels le *rétrécissement* des cavités du cœur et des artères est dû à la présence de concrétions sanguines formées dans ces cavités. Dans ces cas aussi, il se manifeste un bruit de soufflet semblable à celui produit par la compression.

ques-uns que nous plaçons sous vos yeux. Or, dans tous les cas, le bruit de soufflet observé se ressemblait constamment à lui-même, soit que les femmes fussent grosses, soit qu'elles ne le fussent pas. Le plus curieux que nous puissions signaler, c'est celui d'une femme qui se croyait grosse, que des personnes compétentes crurent affectée de grossesse extra-utérine, chez laquelle une opération pour extraire le fœtus fut pratiquée, qui mourut des suites de l'opération, et chez laquelle on ne rencontra, à l'autopsie cadavérique, autre chose qu'un kyste de l'ovaire !

Dans le cas dont il s'agit, il est absolument impossible de rattacher le bruit de soufflet, qui ressemblait si parfaitement au bruit de soufflet placentaire, à nulle autre cause que la compression exercée sur les artères intra-pelviennes par le kyste de l'ovaire droit. Hé bien ! si, dans ce cas, la compression a produit un bruit de soufflet qui, en raison du siége de la tumeur comprimante dans la cavité abdominale et du sexe du sujet, a pu faire croire à une grossesse extra-utérine qui n'existait pas, que serait-il arrivé, si, au lieu d'une femme c'eût été un homme, portant aussi une tumeur, ayant, à l'organe près, tous les autres caractères de celle-ci ? Ce cas ne s'est pas encore présenté à mon observation.

Mais j'en ai rencontré un dans lequel, chez un homme, on entendait, à la partie postérieure du côté droit de la poitrine, correspondante au foie, un bruit de soufflet tellement semblable à celui d'une femme grosse, que si je l'eusse entendu dans l'abdomen, chez une personne de ce sexe, d'ailleurs exempte de toute tumeur *pathologique*, j'aurais certainement déclaré qu'elle était grosse. Quelle était donc chez notre homme la cause qui pouvait donner lieu à ce bruit de soufflet, si semblable à celui de la grossesse ? C'était une tumeur placée derrière le bord postérieur du foie, de manière à comprimer la portion voisine de l'aorte abdominale, et à y déterminer un rétrécissement. Il n'est peut-être pas inutile de faire observer que dans ce cas, le foie, organe conducteur du bruit, le plus gros et le plus dense de tous les viscères de l'économie, offre, sous ce rapport, une ressemblance notable avec l'utérus chargé du produit de la conception, et conducteur de ce bruit de soufflet des grosses artères intra-pelviennes, nécessairement comprimées, lequel, selon nous, n'est autre chose que le bruit faussement dit placentaire lui-même, comme nous nous efforcerons tout à l'heure de le démontrer.

En voilà bien assez pour montrer qu'il est des bruits de soufflet, qui peuvent être produits par une cause purement physique ou mécanique. Ils ne supposent aucun *état vital particulier*, *aucun spasme*, *aucune modification de l'innervation*, *aucune anomalie de l'influx nerveux* des artères. Ce n'est pas que nous n'admettions, avec le grand maître auquel nous empruntons ces mots, l'influx nerveux auquel les artères sont soumises, l'état vital auquel elles participent avec tous les autres organes. Nous disons seulement qu'une telle force n'est pour rien dans l'espèce de bruits que nous venons d'examiner, lesquels il est vrai. ont pour siége des canaux vivants, mais qui pourraient aussi avoir pour siége des canaux inertes convenablement disposés.

Il nous reste maintenant à rechercher s'il n'existe pas dans le sang lui-même, en tant qu'agent ou instrument de frottement, certaines conditions physiques qui peuvent être placées au nombre des causes productrices du bruit de soufflet proprement dit et du bruit de soufflet musical. Or, depuis les premières années de notre enseignement classique, où nous avions déjà soupçonné la réalité de cette cause, jusqu'à présent, nous avons recueilli des faits par centaines, je pourrais dire, sans exagération, par quelques milliers, qui la démontrent avec une évidence égale à celle du jour. On comprend que je veux parler ici de ces bruits de soufflet *chlorotique*, *anémique*, *chloro-anémique et hydrémique*, aujourd'hui si célèbres, ainsi que les états morbides dont ils portent le nom, mais dont la connaissance, sous tous les rapports, et particulièrement sous le rapport de leur véritable cause, ne remonte pas au delà de l'époque indiquée, c'est-à-dire au delà de quarante ans environ.

En appliquant, chez tous les malades de mon service d'hôpital et de ma pratique de la ville, la méthode de l'auscultation aux bruits des artères, comme à ceux de tous les autres organes qui en présentent, je ne tardai pas à m'apercevoir que le plus grand nombre des malades chez lesquels j'entendais, sous toutes ses variétés, le souffle proprement dit et le souffle musical, décrits par Laennec, étaient de jeunes femmes chlorotiques, filles ou mariées, que l'on croyait *atteintes de quelque maladie organique* du cœur, qui n'existait réellement point, bien qu'elles éprouvassent des palpitations, de l'essoufflement, etc., au moindre exercice du corps, aux moindres émotions morales. Je ne soupçonnai d'abord aucun rapport de *cause à effet* entre les bruits artériels indiqués et l'état chlorotique ou chloro-anémique. Mais la *coïncidence*, je ne sais combien de fois constatée, entre ces deux ordres de faits, finit par me donner l'idée du rapport ou de la *loi* dont je viens de parler. Il vint un moment où je fus tellement convaincu de la vérité de cette idée, que je n'hésitai point à prédire que l'on trouverait le bruit de diable chez toute chlorotique nouvelle qui se présenterait à mon exploration. Quelques centaines d'observations, tant sont communes la chlorose et la chloro-anémie, ne tardèrent pas à justifier cette prévision, et de là le nom de bruit *artériel chlorotique*, si souvent employé, dans notre service clinique, pour désigner celui de diable ou autre *souffle musical* des artères.

Alors, je m'étais dit : Si la *loi* dont il s'agit est aussi vraie que je le pense, le bruit de diable, de sifflement musical devra se rencontrer chez ces hommes pâles, *délicats, nerveux,* qui ne sont en quelque sorte que des *chlorotiques* du sexe mâle, et qui se rencontrent en foule dans la pratique. Or, des faits nombreux vinrent confirmer l'induction, le *corollaire* dont il s'agit. Parmi les cas que nous rencontrâmes se trouvait ce jeune homme, *vrai chlorotique du sexe masculin*, qui nous fut présenté par M. le docteur Garnier, et dont les artères carotides, sous-clavières et axillaires roucoulaient, sifflaient, *chantaient,* en quelque sorte, avec une force extraordinaire.

Je me dis encore : puisque dans cet état du sang que présentent les sujets chlorotiques et chloro-anémiques des deux sexes, une des conditions anormales de ce liquide consiste en la prédominance de l'élément séreux sur les éléments globulaire et fibrineux, état que je désignai sous le nom d'*hydrémie,* n'est-il pas probable que le bruit de diable, sous ses formes diverses, doit exister chez les individus qui, dans certaines circonstances accidentelles, tombent dans un état passager d'hydrémie? Au nombre des individus de cette espèce, comptent les sujets atteints de maladies inflammatoires graves, pour la guérison desquelles il a fallu recourir, dans la juste mesure, aux émissions sanguines, aux boissons aqueuses et à la diète. Eh bien, chez ces malades, nous avons, en effet, constaté un nombre considérable de fois l'existence des bruits artériels anormaux qui nous occupent, et comme pour comble de démonstration, nous les avons vus disparaître graduellement, à mesure que, sous l'influence d'une alimentation convenable, les convalescents réparent et reconstituent en quelque sorte à l'état normal leur sang, modifié comme il a été dit. L'état d'*hydrémie*, chez les sujets dont nous venons de parler, est facile à constater par l'examen du sang des saignées. Il entraîne nécessairement à sa suite une diminution de la densité de ce liquide, condition physique dont il importe de ne pas négliger l'existence, quand il s'agit de rechercher quel est le mécanisme ou le mode de production des bruits anormaux du cœur ou des artères.

Pour constater d'une manière exacte cette diminution de densité du sang, nous avons eu recours à la méthode *aréométrique*. Les expériences, au nombre de vingt-neuf, que nous avons faites avec l'aréomètre de Baumé nous ont appris que, à l'état normal, la densité du sang est de 6 à 7 degrés environ, et que, en règle générale, le bruit de diable n'existe pas chez les sujets dont le sang est d'une densité au-dessus de 6 degrés, tandis que, au contraire, il se fait entendre chez ceux dont la densité du sang est descendue au-dessous de 6 degrés. Le minimum constaté dans ces expériences a été de 4 degrés 1/4.

Les exceptions à la règle générale tiennent à la présence de certaines autres conditions que l'observation a déjà fait connaître, ou bien à d'autres qu'elle pourra faire connaître ultérieurement. Parmi les premières, il faut citer les différences de force et de rapidité de la circulation du sang, l'épaisseur variable des parois artérielles, le plus ou moins de poli de leur surface interne, le calibre plus ou moins grand du tube artériel, les dispositions diverses des parties qui les environnent, etc.

Les nombreuses variétés du bruit de soufflet des artères se rencontrent-elles également, et en quelque sorte indifférem-

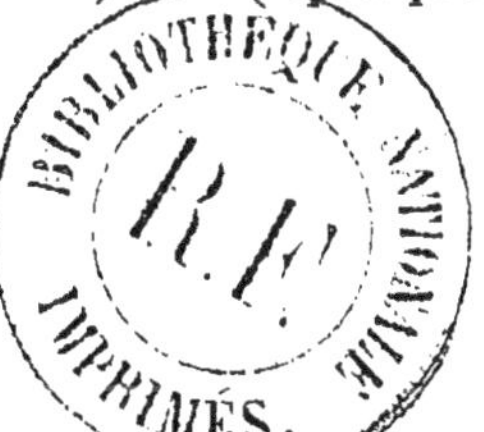

ment dans tous les états du sang que nous avons dénommés plus haut? Nous ne possédons pas encore toutes les données d'observation nécessaires à la solution de cette question. En attendant, je me contenterai de dire, sous certaines réserves néanmoins : 1° que les sujets très-maigres, dont les artères et les veines, appréciables à l'extérieur, ont perdu notablement de leur volume, toutes choses d'ailleurs égales, présentent plus spécialement le sifflement aigu et le bourdonnement de mouche, d'abeille, etc.; 2° que les sujets, plus ou moins gros et gras, dont le pouls est assez ample, bien que mou, flasque, comme fluctuant, et frémissant doucement sous la pression du doigt, donnent plus particulièrement le mugissement diffus du vent et les gros ronflements semblables à celui du jouet appelé diable. Toutefois, on peut rencontrer cette dernière variété du souffle musical chez des sujets maigres, avec prédominance considérable de l'élément séreux du sang sur les globules. En voici un cas dans lequel l'autopsie cadavérique nous a permis de constater l'état du sang et des artères.

Une femme âgée de quarante-quatre ans, atteinte d'un polype utérin, fut couchée au n° 1 de notre salle Sainte-Madeleine. Elle était alors dans un degré de maigreur fort avancé, et présentait un aspect *chloro-anémique*. Le sang des veines sous-cutanées paraissait peu coloré et comme ténu. Un léger bruit de souffle accompagnait le premier bruit du cœur. On entendait dans la carotide *gauche* un *bruit de diable* très-distinct (il n'en existait point dans la droite). Il était *continu*, et disparaissait dans un violent effort. Il existait dans l'artère crurale *gauche* un bruit de diable continu, analogue à celui de la carotide du même côté. Dans l'artère crurale droite, on n'entendait qu'un bruit de soufflet ordinaire, à double courant, qui se renforçait considérablement sous une compression modérée. L'aorte n'était le siége d'aucun bruit de soufflet musical ou de soufflet proprement dit.

Vers les derniers jours de février 1834, survint une hémorrhagie foudroyante. Du sang recueilli dans un vase ne fournit que des caillots peu abondants, mous et peu colorés. La malade ne tarda pas à succomber.

L'examen le plus attentif ne nous fit constater dans les

artères aucune lésion dite organique ou matérielle (si les *plis* ou *plissements* considérés par M. Vernois comme la cause des bruits du souffle artériel eussent existé, nous les aurions certainement observés). L'aorte ne contenait presque point de sang, et ce qu'elle en contenait ressemblait à de l'eau à peine rougie. L'intérieur de la cavité ventriculaire gauche était pâle. Cette cavité pouvait à peine contenir le doigt indicateur. Tous les orifices du cœur étaient libres et les valvules bien conformées... . . . .

A peu près à la même époque où cette femme mourut, une autre, chez laquelle M. le docteur Dalmas, dans son service, à l'hôpital de la Charité, avait constaté un bruit de diable de la carotide droite, ayant succombé, ses artères contenaient un sang semblable à celui de notre malade.

Une dame (P[sse] B.), véritable type de *chloro-hydrémie*, avait contracté l'habitude *incorrigible* de se faire appliquer des sangsues à l'anus. Recueilli dans une soucoupe, le sang fourni par les piqûres de sangsues, semblable à du sang de grenouille, ne déposait au fond de la soucoupe qu'un très-petit caillot, d'un rouge peu foncé, mais vif et rosé.

D'après tout ce que nous venons d'écrire, on peut donc affirmer, sans crainte de se tromper, que dans les états morbides, connus sous les noms d'*anémie*, de *chlorose*, de *chloro-anémie*, d'*hydrémie*, il se rencontre des bruits de soufflet proprement dit et des bruits de soufflet musical, dont la production leur appartient essentiellement, quelles que soient d'ailleurs les autres causes avec lesquelles ces états peuvent être associés (1).

Cette *cause* de bruits artériels si longtemps ignorée, bien qu'elle ait pour agents des tuyaux *vivants*, les artères, d'une part, et, d'autre part, un liquide également vivant à sa manière, le sang, cette cause n'en agit pas moins à l'instar de celle qui, dans des tuyaux et des liquides inertes en circulation

(1) Nous avons vu que l'on peut produire, à volonté, le bruit de soufflet proprement dit, chez tous les sujets, par la compression des artères. Mais chez les sujets chlorotiques, chloro-anémiques, on le constate, sans qu'il soit nécessaire de comprimer ainsi les artères : il suffit de placer sur elles le sthéthoscope, ce qui ne suffit pas pour les autres sujets. C'est là une différence capitale à noter.

à travers ces tuyaux, détermine certains bruits que les physiciens, notamment M. Savart, nous ont fait connaître.

DEUXIÈME PARTIE

DE L'IDENTITÉ DU BRUIT DE SOUFFLET APPELÉ PLACENTAIRE AVEC LE BRUIT DE SOUFFLET PROPREMENT DIT DES GROSSES ARTÈRES, ET DE SA LOCALISATION DANS LES ARTÈRES INTRA-PELVIENNES.

Maintenant que parmi les divers bruits des artères nous connaissons bien celui auquel on a comparé le bruit de soufflet appelé *placentaire,* et qui n'est autre que le bruit de soufflet proprement dit, nous avons une donnée de la plus haute importance pour la solution du problème, depuis si longtemps et encore aujourd'hui débattu, de ce bruit de soufflet *placentaire,* fameux entre tous ceux que nous a fait connaître la grande et féconde méthode, inventée par notre immortel compatriote Laennec. Quelques-uns nous reprocheront peut-être de nous être occupé si longtemps des diverses espèces ou variétés de bruits artériels, désignés sous le nom de bruit de soufflet musical. Ils auraient, certes, raison, si l'on n'entendait pas ces derniers chez un bon nombre de femmes grosses. Mais puisqu'il est vrai qu'on les y entend, et que néanmoins ils ont échappé à la plupart des auscultateurs les plus compétents dans l'espèce, et que nul des rares auteurs qui les ont signalés, comme en passant, ne s'est occupé de leurs causes *spéciales* ni de leur signification, on conviendra volontiers qu'il n'était pas inutile d'en faire ici une étude sérieuse.

Art. 1er. — *Quelques considérations historiques et critiques.*

Théorie placentaire. — M. de Kergaradec désigna sous le nom de *battement avec souffle* le phénomène dont il s'agit, et comme il en plaçait le siége dans le placenta ou dans la partie de la matrice où celui-ci s'insère, il lui donna aussi le nom de *bruit placentaire.* Cette *théorie* ne reposait d'ailleurs sur aucune preuve directe, mais elle était ingénieuse, et jusqu'à un certain point décevante, au premier abord, à une époque où no connaissances sur les bruits normaux et anormaux des artères, n'étaient point encore nées, ou du moins ne faisaient, en quelque sorte, que de naître.

Voici comment Laennec parle de cette théorie, dans la seconde édition de son *Traité de l'auscultation*, publiée en 1826.

Les *pulsations avec souffle,* selon lui, *sont évidemment des pulsations artérielles*, tout à fait isochrones au pouls de la mère. Elles ne sont point accompagnées de la sensation du choc, on les entend seulement, et elles paraissent trop profondément situées pour qu'on puisse les sentir. Elles ont présenté à Laennec toutes les variétés du bruit de soufflet, excepté le sifflement sur deux ou trois tons divers, mais très-fréquemment celui dit sibilant. Il ajoute qu'à l'époque du quatrième mois, où l'on commence à l'entendre, ce bruit est très-distinct et peut être même plus fort qu'à la fin de la grossesse.

M. de Kergaradec, dit-il, le désigne sous le nom de *bruit placentaire*, parce qu'il paraît avoir constamment lieu au point d'insertion du placenta. Mais Laennec ne pense pas qu'il puisse se produire dans le placenta lui-même. Il est évident, selon lui, pour quiconque a entendu le *bruit de soufflet* dans les carotides et la brachiale, que les *pulsations* avec souffle sont un phénomène identique, et qui doit se passer aussi dans une artère d'un certain volume, et on ne peut, par conséquent, balancer qu'entre l'hypogastrique, l'iliaque primitive, et les artères utérines. Il paraît certain à Laënnec que les deux premières ne peuvent être le siége du phénomène, car si cela était, il existerait des deux côtés de l'utérus à la fois, ou tantôt d'un côté, tantôt de l'autre, chez le même individu, et on pourrait même le déterminer d'un côté ou de l'autre, en variant la position du sujet et amenant la pression tantôt sur l'artère du côté gauche, tantôt sur l'artère du côté droit, ce qui n'est pas. Si toutes les artères utérines pouvaient indifféremment donner le bruit de soufflet, on le sentirait dans des points divers et dans plusieurs à la fois, et probablement même on sentirait distinctement le calibre de l'artère *soufflante*. Ce qui semble donc le plus probable à Laennec, c'est que ce bruit est *donné par la branche artérielle qui sert principalement à la nutrition du placenta.*

Consulté par Laennec, M. le docteur Ollivry, médecin-accoucheur à Quimper, et son ami, lui écrivit que le *bruit de soufflet cessait à l'instant même où l'on coupe le cordon ombilical.* Laennec déclare que *ce fait lui paraît tout à fait décisif.* En supposant, ajoute-t-il, qu'on ne puisse pas par la suite parvenir à déterminer d'une manière plus positive le siége des pulsations avec souffle, il est certain qu'elles partent de la région où est implanté le placenta et qu'elles sont liées à son action. Elles seront donc toujours bien nommées *pulsations placentaires.*

Pour que le fait dont il s'agit fût *décisif*, il faudrait que sa démonstration ne laissât rien à désirer. Or, il s'en faut qu'il en soit ainsi, puisque non-seulement le bruit de souffle ne cesse pas à l'instant même où l'on coupe le cordon ombilical, mais persiste quelque temps encore après la délivrance. D'ailleurs, l'artère ombilicale ne fournit point de branche artérielle qui serve principalement à la nutrition du placenta, et les pulsations de l'artère ombilicale sont isochrones à celles du cœur du fœtus, tandis que les pulsations avec souffle sont isochrones au pouls et aux battements du cœur de la mère. On serait vraiment surpris qu'une telle erreur ait échappé au génie de Laennec, si l'on ne savait que pareille chose est arrivée à bien d'autres hommes de génie comme lui : *aliquando bonus dormitat Homerus.*

Il est également un peu surprenant que, après avoir si heureusement noté que « pour quiconque a entendu le bruit de soufflet dans les carotides et la brachiale, les *pulsations avec souffle sont un phénomène identique qui doit se passer dans une artère d'un certain volume*, Laennec place les artères utérines à côté des artères iliaques primitives et hypogastriques, les seules parmi lesquelles, selon lui, on puisse balancer au sujet du siége du bruit de soufflet placentaire.

Il n'est pas moins surprenant encore que Laennec, ayant à choisir quelques-unes de ces artères pour y placer le siége du bruit de souffle placentaire, ait préféré la *branche artérielle qui sert principalement à la nutrition du placenta*, dont je ne sache pas que nul anatomiste ait jamais fait la description, ait jamais indiqué le tronc qui lui donnait naissance.

Plût à Dieu que Laennec, au lieu de *localiser* le souffle placentaire dans une artère si voisine des *espaces imaginaires*, lui eût assigné pour siége les grosses artères intra-pelviennes qui, elles, ne sont rien moins que voisines de pareilles *régions!* Je ne doute point, en effet, que s'il en eût été ainsi, notre théorie, encore aujourd'hui si contestée, aurait vaincu sans retour, sinon peut-être pendant la vie, du moins après la mort de Laennec.

Théorie utérine. — En décembre 1831 M. P. Dubois lut à l'Académie de médecine un rapport sur un travail de M. Bodson, accoucheur distingué, relatif à l'auscultation obstétricale. Dans ce rapport, resté célèbre, plein de vues ingénieuses et écrit dans ce style élégant et clair, familier à son auteur, il proposa la théorie suivante sur les *battements avec soufflé*, considérés sous le double point de vue de leur siége et de leur mécanisme :

« 1° Ces battements n'ont pas leur siége dans le placenta, mais dans l'appareil vasculaire de l'utérus ; 2° ils sont généralement plus forts vers les points correspondant à l'insertion du placenta, parce que le tissu vasculaire de l'utérus y est plus développé ; cependant le développement de ce tissu n'étant pas exclusivement borné à cette dernière région, les battements avec souffle s'observent souvent sur des points de la matrice qui n'ont aucune connexion avec le placenta ; 3° le *souffle utérin* est tout à fait analogue au bruit de soufflet produit dans la varice anévrysmale, et très-probablement dans les tissus érectiles accidentels qui offrent un bruissement au toucher, et il est déterminé par les mêmes causes, c'est-à-dire sans doute par le passage direct du sang artériel dans le système veineux, et par le mélange de colonnes liquides qui, au moment de leur rencontre, n'ont dans leur marche ni la même rapidité ni la même direction. »

Je pris part à la discussion à laquelle donna lieu le brillant rapport de M. P. Dubois, avec le vif regret de ne pouvoir, sans plus ample informé, approuver la théorie, en apparence si séduisante, de l'habile et savant rapporteur. La comparaison du *souffle utérin* avec celui de la varice anévrysmale me souriait assez, je l'avoue; mais en y réfléchissant profondément, elle me semblait bien plus décevante encore que juste. En effet, quel rapport réel existait-il entre les conditions auxquelles est dû le bruit de souffle de la varice anévrysmale et celles qui, dans la théorie de M. P. Dubois, présidaient à la production du souffle utérin? Et, par exemple, le passage du sang d'une artère d'un calibre plus ou moins considérable, communiquant par une *ouverture accidentelle*, plus ou moins *étroite*, avec une veine voisine, est-il comparable au passage direct du sang artériel dans le système veineux avec mélange de colonnes liquides qui, au moment de leur rencontre, n'ont dans leur marche ni la même rapidité, ni la même direction? Quant à ce dernier soufle lui-même, il constitue une *espèce* dans le *genre* nombreux des bruits de souffle artériels auxquels, comme nous espérons le démontrer plus loin, doit être aussi rattaché le bruit de souffle puerpéral. Mais néanmoins il se distingue de cette dernière *espèce*, à l'état de simplicité, par des caractères qu'une oreille médicale exercée reconnaît très-facilement.

L'hypothèse de colonnes liquides qui, dans le tissu de l'utérus, riche en capillaires sanguins, pourraient, au moment de leur rencontre, par le mélange de colonnes liquides n'ayant ni la même rapidité, ni la même direction, produire le souffle puerpéral, en l'admettant comme l'expression de la vérité dans sa première partie, ne saurait être acceptée dans sa seconde partie, c'est-à-dire comme une des conditions du bruit de souffle puerpéral, attendu que jamais on n'a constaté de bruit de ce genre dans le système capillaire des organes.

Quant au bruit de souffle analogue à celui de la *varice anévrysmale*, que l'on rencontrerait très-probablement dans les tissus érectiles accidentels qui offrent un bruissement au toucher, avant de l'admettre il me paraît bien prudent d'attendre qu'il ait été dûment constaté.

Théorie de la compression des artères intra-pelviennes. — Tel était l'état de la science sur les causes et la localisation du bruit de soufflet dit placentaire, lorsque, en 1835, parut la première édition du *Traité clinique* des maladies du cœur. Voici comment, appuyé déjà sur un assez bon nombre de faits cliniques, j'avais cru pouvoir résoudre ce double problème.

Je fus frappé, comme Laennec et quelques autres observateurs, de l'exacte ressemblance du bruit de soufflet appelé *placentaire* avec le bruit de soufflet proprement dit des grosses artères, tel qu'il existe dans certaines maladies ou tel qu'il m'était si souvent arrivé de le produire expérimentalement en comprimant convenablement avec le stéthoscope les artères de cette espèce, accessibles à cet instrument. Je n'hésitai donc point à prononcer que le bruit de soufflet des femmes en couche, improprement appelé placentaire, avait réellement son siége dans les artères. Mais au lieu de le localiser soit dans les artères utérines, soit dans la branche principale de l'artère qui sert à la nutrition du placenta, je lui assignai pour siége, au moins très-probable, les gros troncs artériels sur lesquels pèsent, pour ainsi dire, l'utérus et le produit de la conception, de telle sorte que ce bruit s'opérerait, dans ce cas, à l'instar de celui qui a lieu quand on comprime une grosse artère extérieure, la crurale, par exemple.

S'il est bien vrai, me disais-je, que le souffle dit placentaire puisse être localisé dans les grosses artères du bassin (iliaques primitives, iliaques externes et iliaques internes ou hypogastriques) comprimées par l'utérus, chargé du produit de la conception, il s'ensuit que toute autre compression analogue, exercée sur ces mêmes vaisseaux, devrait faire naître un bruit semblable. Il serait impossible de comprendre, au contraire, comment une compression de ce dernier genre pourrait produire un bruit semblable au *souffle placentaire,* si celui-ci avait réellement son siége là où M. de Kergaradec, Laennec et P. Dubois l'ont placé. Hé bien, nous avions déjà cité un cas dans lequel une tumeur de l'ovaire, assez volumineuse pour pouvoir exercer une compression sur les artères iliaques externe et interne, *coïncidait* avec un bruit de soufflet tout à fait semblable à celui qui a lieu dans la grossesse. Il en avait été publié un autre, dans lequel une tumeur comprimant les grosses artères intra-pelviennes avait *simulé* si parfaitement le souffle dit *placentaire ou utérin*, qu'il fut pris pour ce dernier, fit diagnostiquer, à tort, une grossesse extra-utérine et détermina à pratiquer une opération césarienne vaginale suivie de mort (1).

Déjà, en 1835, j'avais rencontré des cas dans lesquels le bruit de soufflet placentaire offrait le caractère un peu sibilant, mais je ne l'avais pas vu alors présenter les caractères de

(1) Ce cas a été publié dans la *Lancette française* (n° du 8 mai 1834). Nous en offrirons un extrait dans l'article de ce travail, consacré aux *observations justificatives*.

ce bruit musical dont nous avons indiqué plus haut les diverses nuances. Il en était ainsi arrivé à Laennec, lequel déclarait, en 1826, qu'il avait observé ce bruit avec toutes les variétés du bruit de soufflet, *excepté le sifflement sur deux ou trois tons divers*. Mais, dans la seconde édition du *Traité des maladies du cœur*, j'avais rapporté un cas qui me paraissait devoir être rapporté au sifflement sur deux ou trois tons divers, et, à partir de cette époque jusqu'à ce jour, je ne saurais dire le nombre de cas ou j'ai entendu le bruit de soufflet musical dans les artères intra-pelviennes des femmes grosses.

Cette fréquence est facile à comprendre, si l'on veut bien réfléchir que la grossesse ne défend pas les femmes de l'anémie et de la chloro-anémie, dont nous avons signalé l'influence sur la production des souffles musicaux des artères. En effet, sur la foi de je ne sais combien de centaines d'observations, attentivement recueillies par nous depuis une quarantaine d'années, nous affirmons que le tiers au moins des femmes, qu'elles soient *grosses* ou non, sont atteintes, sinon d'une anémie, d'une chlorose ou d'une chloro-anémie bien déclarées, du moins de la constitution, du *tempérament* qui prédispose à cette famille d'affections morbides.

En 1837, dans sa thèse inaugurale, M. le docteur Jacquemier, ancien chef de clinique de M. P. Dubois, après avoir passé en revue, et combattu quelques-unes des explications proposées sur le siége et le mode de production du souffle puerpéral, admet celle que j'avais essayé de démontrer en 1835, savoir qu'il a son siége dans les artères du bassin comprimées par l'utérus (*segment inférieur*).

Onze femmes, présentant le bruit de souffle puerpéral très-marqué dans le décubitus sur le dos, furent placées de telle manière que les bras étaient appuyés sur un banc très-bas, position dans laquelle le globe utérin pesait sur la paroi antérieure du ventre. Or, dans cette position, le souffle puerpéral disparut chez dix de ces femmes, et devint plus faible chez celle qui le conservait. Toutefois, M. le docteur Jacquemier croit devoir déclarer que, l'auscultation étant très-difficile à pratiquer dans la position indiquée, il aurait bien pu se tromper.

Le même observateur nous apprend que, chez quatre femmes non enceintes, qui portaient une tumeur dans la cavité du ventre, il existait le bruit de soufflet abdominal.

Les recherches d'un observateur aussi autorisé que M. le docteur Jacquemier méritent d'être prises en très-sérieuse considération. Elles concourent à réfuter victorieusement la théorie du *souffle utérin* comme celle du *souffle placentaire*, et militent puissamment, au contraire, en faveur de celle qui place le souffle puerpéral maternel dans les artères de l'excavation pelvienne, comprimées par la grosse masse de l'utérus rempli du produit de la conception.

Une ère nouvelle commença pour la théorie utérine, en 1847, époque où notre éminent collègue, M. le professeur Depaul, bien jeune alors, publia son *Traité théorique et pratique d'auscultation obstétricale*. Il enseigne, dans cet ouvrage, que le souffle dit placentaire se produit dans les artères utérines, et préfère la dénomination de *souffle utérin* à toutes les autres. Selon M. Depaul, ce bruit ne ressemble pas aux autres bruits de souffle qui peuvent se rencontrer sur le trajet des artères, et il a des caractères qui lui sont propres. Il peut être entendu sur tous les points de l'organe gestateur accessibles à l'oreille ou au stéthoscope. C'est dans la disposition particulière du système artériel utérin, et dans les modifications que lui font subir les mouvements actifs de l'enfant, qu'on trouve l'explication la plus satisfaisante de sa production, de ses irrégularités, de ses intermittences, de ses changements de place, etc. Il est incontestable, dit aussi M. Depaul, qu'un bruit en tout semblable peut apparaître alors que le développement de l'utérus est dû à toute autre chose qu'au produit de la conception.

L'opposition de M. Depaul, quelque grande que fut déjà son autorité, ne put cependant me faire abandonner la théorie que j'avais soutenue.

Théorie épigastrique. — Telle est la dénomination donnée par M. Glénard, son auteur, à la théorie toute récente, à l'occasion de laquelle j'ai cru devoir composer le travail que je présente aujourd'hui à l'Académie.

L'expérience fondamentale de la théorie nouvelle est celle-ci :

La compression d'un cordon vasculaire pulsatile que la palpation permet de reconnaître en des points correspondant exactement au trajet de la première partie de l'artère épigastrique, fait instantanément et totalement disparaître dans toute la région le bruit de souffle maternel, quels que soient le rhythme (franchement intermittent ou continu saccadé), l'intensité ou le timbre de ce souffle, quelle que soit la distance qui sépare le point de la compression du foyer stéthoscopique observé : le souffle reparaît aussitôt qu'on cesse la compression.

La relation de cause à effet est ici évidente; la constatation est simple et il ne peut pas exister d'équivoque. Le souffle ici se passe réellement et exclusivement dans l'artère épigastrique.

Après avoir cité MM. Haecker, Rotter, Pajot, E. Dupuy, Tarnier, comme auteurs des recherches contenant des particularités analogues à quelques-unes de celles de sa *proposition*, M. Glénard fait ressortir le *côté original* de celle-ci. « Il ajoute que le professeur Pajot, Tarnier et Rotter utilisent les signes nouveaux qu'ils ont observés comme objections (*il est vrai, inattaquables*) contre la théorie du souffle iliaque, et persistent plus que jamais dans la confirmation de la théorie du souffle *utérin* (1) ».

L'artère épigastrique est, dit-il, le *siége exclusif* du souffle maternel de la grossesse.

Le *souffle épigastrique présente des caractères identiques d'intensité et de timbre à ceux du souffle maternel*, et, sans le résultat positif de la compression par laquelle on le produit, on ne songerait nullement à une prétendue anomalie. Ainsi donc, s'écrie M. Glénard, voilà un même souffle qui s'appellera *utérin*, si l'on ne peut comprimer l'épigastrique, et qui se passera au contraire dans cette artère, si la compression est possible ! Il note encore expressément que *jamais on ne les voit coïncider :* lorsque la minceur de la paroi abdominale permet de bien sentir le cordon artériel, et que la résistance du plan sous-jacent à l'artère est suffisante pour qu'on ait nettement conscience

(1) Les signes *nouveaux* dont il s'agit sont : « le *choc* du souffle maternel et le frémissement vibratoire. »

M. Glénard, à propos de ce dernier phénomène, oublie de nommer M. Blot, lequel, il est vrai, n'en est que le premier inventeur.

d'une compression bien faite, on auscultera inutilement plus haut ou plus bas, en dedans ou en dehors du foyer qu'on a noté, la région sera absolument muette.....

Les petites parties fœtales sont d'autant plus propres à produire un souffle que, par leur compression plus localisée, elles déterminent un changement plus brusque du calibre de l'artère. Suivant que la compression exercée par le fœtus est plus ou moins forte et surtout agit *plus ou moins directement* sur l'artère d'un côté ou de l'autre, on observera toutes les variétés, souffle monolatéral, souffle bilatéral avec prédominance ou non sur un des côtés. L'auteur ajoute que, *grâce au procédé de recherche qu'il a signalé*, il a pu se convaincre combien il est exceptionnel de ne pas rencontrer un souffle des deux côtés de l'abdomen.....

La réalité de la compression qu'il invoque pour expliquer la formation du souffle est, selon lui, bien patente. « La présence d'un souffle dans l'artère épigastrique ne peut s'expliquer que par des variations de son canal ; car en admettant même que l'hydrémie de la grossesse puisse produire le souffle maternel, comme l'ont prétendu, bien gratuitement, quelques auteurs, cette ANÉMIE ne s'est traduite dans aucune des observations de souffle dûment épigastrique, par son souffle caractéristique à la base du cœur ou dans les VAISSEAUX du cou. »

C'est encore à la compression de l'épigastrique, et il n'y a pas d'autre explication plausible, qu'il faut attribuer le bruit de souffle qu'on entend dans les cas de fibrôme utérin. Dans un cas de fort beau spécimen de ce bruit (ayant tous les caractères du souffle de la grossesse), que M. Glénard observait au moment où il écrivait les lignes qu'on vient de lire, la compression de l'épigastrique, qu'on sentait très-bien sous le doigt, le faisait disparaître instantanément. Il ne s'agit donc pas ici, dit-il, d'un souffle produit par une tumeur très-vasculaire (ainsi que les adeptes de la théorie utérine ont voulu l'expliquer pour tous les cas analogues), puisqu'on peut démontrer son siége dans l'épigastrique. D'ailleurs, selon lui, lorsque le fibrôme utérin est exceptionnellement très-vasculaire, cette vascularité est exclusivement veineuse, *et le souffle produit ne pourrait être, par conséquent, que continu*, ce qui n'a pas lieu dans les cas observés. Au reste, *en dépit de toute théorie, on peut observer un souffle continu dans un vaisseau artériel*, comme l'observation suivante en fait foi. Il s'agit encore d'un fibrôme utérin chez une femme de vingt ans, dont le développement de l'abdomen égale celui de la grossesse à huit mois. A l'auscultation du flanc gauche, on entend un bruit de souffle intermittent dans l'artère épigastrique, dont on sent les battements à la palpation; la compression modérée de cette artère donne au souffle le type continu sans renforcements, la compression plus forte l'éteint totalement. Dans le flanc droit, il n'y a aucun souffle; toutefois, la pression en amont du stéthoscope en fait facilement naître un qui est assez faible, intermittent, et qu'on ne peut pas rendre continu (1).

L'existence du souffle maternel, dans le cas de fibrôme utérin, est l'objection capitale qu'on a opposée à la théorie utérine du souffle de la grossesse. Velpeau ayant constaté ce souffle identique avec celui de la grossesse, ne pouvant l'attribuer qu'au seul symptôme qui reliât la grossesse au corps fibreux, plaça le siége du souffle, au moins dans ces cas particuliers, dans les artères iliaques : c'était un nouvel argument apporté à la théorie du SOUFFLE ILIAQUE *de la grossesse*, de Haus, adoptée par M. Bouillaud.

A la théorie *d'imagination* qui plaçait le souffle du fibrôme dans l'artère iliaque, M. Glénard en substitue une qui le place dans l'artère épigastrique, et lui oppose des faits d'observation qu'il prétend indiscutables. Il enlève ainsi, assure-t-il, à cette théorie appliquée au souffle de la grossesse, sa principale base, et la considère comme définitivement condamnée. D'ailleurs, ajoute-t-il, par surcroît et comme pour lui porter le coup de grâce, « elle a été depuis longtemps, aux yeux de la majorité des accoucheurs, supplantée par la théorie qui place le souffle de la grossesse, et, par extension, le souffle des fibrômes, dans les parois mêmes de l'utérus.

Le seul argument qui ruinerait la *théorie utérine* consisterait à prouver que les parois de l'utérus ne *peuvent pas*

(1) Voilà un de ces faits que dans les deux éditions du *Traité clinique* (1835-1841). Nous avons si longuement étudiés, et l'auteur du travail ci-dessus n'en fait pas même une simple question.

donner lieu à la production d'un souffle (1). Les faits doivent-ils donc se courber, conclut M. Glénard, devant une théorie qui est en contradiction avec eux, qui n'a jamais été l'objet d'une démonstration directe, qui ne paraît même pas susceptible de l'être et qui pourtant règne dans la science depuis un demi-siècle ?

Cette conclusion ne diffère point, quant au fond, de celle à laquelle m'ont conduit près de quarante années de recherches cliniques non interrompues. Je ne puis donc que remercier M. Glénard de m'avoir si bien secondé sous ce rapport. Mais quant à la théorie que j'ai soutenue, ainsi qu'il a été montré plus haut, elle reste aussi solide et aussi vraie aujourd'hui qu'elle l'était avant le travail de M. Glénard. Il n'a pas jugé d'ailleurs devoir prendre la peine de la discuter sérieusement et en forme, se contentant de la *condamner à mort sans phrase*. Cette pratique est sans doute plus expéditive, mais elle n'est pas généreuse, on en conviendra, surtout si l'on considère que M. Glénard, pour démontrer sa théorie, n'a point dédégné de m'emprunter, à titre peu onéreux, tous les arguments fondamentaux au moyen desquels j'avais démontré la mienne.

(1) Mais c'est là précisément un des arguments par lesquels nous avons combattu cette théorie On ne trouve, en effet, dans les parois de l'utérus, pas plus à l'état de grossesse qu'à l'état normal, aucune condition spéciale à la production d'un bruit de souffle, autre que celles capables de déterminer ce bruit dans tous les autres organes. M. Glénard, après avoir dit que l'on n'entend pas de bruit de souffle en auscultant le foie ou la rate, organes flanqués, plus que l'utérus, de gros pédicules vasculaires, et tous deux siége d'une généreuse irrigation, aurait donc pu ajouter qu'il n'existe aucune raison, soit anatomique, soit physiologique, soit même *physique*, pour qu'il en soit autrement de l'utérus.

De ce que les parois utérines, au terme de la grossesse sont traversées par des sinus très-larges, M. Glénard dit que c'est là une condition par laquelle on pourrait expliquer le souffle maternel. Mais, outre que jamais aucun physiologiste expérimentateur, aucun médecin clinicien, n'ont jamais constaté de bruit de souffle d'aucune espèce, encore moins que tout autre un souffle analogue au souffle dit maternel, dû au passage du sang apporté par de petites artères dans de larges canaux veineux, il est certain que la circulation utéro-placentaire, considérée en elle-même, ne saurait être la cause d'aucun bruit soit intermittent, soit continu, avec renforcements, semblable au souffle dit maternel.

J'ai le vif regret d'être obligé d'ajouter que M. Glénard lui-même n'aurait peut-être pas éprouvé le besoin urgent de sa théorie, s'il avait eu la connaissance approfondie de tous ces arguments d'observation, d'expérimentation et de saine logique que la *théorie iliaque*, par nous défendue, avait si laborieusement rassemblés.

Il y a plus, c'est que la théorie épigastrique, bien consciencieusement et bien scientifiquement examinée, serait moins admissible encore que la théorie utérine dont il a cru devoir faire justice, si toutefois il était vrai, comme le dit M. Glénard, qu'il n'est pas possible de démontrer si les parois de l'utérus ne présentent pas des conditions incompatibles avec la production d'un souffle identique à celui dit souffle placentaire ou maternel. En effet, M. Glénard ne peut invoquer en faveur de la théorie épigastrique, *conçue* par lui, le bénéfice dont il parle au sujet de la théorie utérine. Il ne le peut pas, car rien n'est plus facile que de démontrer l'impossibilité de trouver dans l'artère épigastrique, les conditions absolument nécessaires pour la production d'un bruit de souffle identique, sous tous les rapports, à celui dit placentaire ou maternel. Je dis identique sous tous les rapports, car ce n'est pas moi assurément qui nierai la possibilité de produire un bruit de souffle quelconque dans cette artère. Non, ce n'est pas moi, puisque je ne saurais le faire sans me contredire et me donner en quelque sorte un formel démenti. En effet, M. Glénard l'ignore sans doute, déjà en 1831-1832, de concert avec M. Donné, mon chef de clinique, il y a par conséquent quarante-cinq ans, à l'occasion de mes recherches sur le bruit de soufflet des artères par compression, j'avais pratiqué, comme il a été dit ci-avant, des expériences à l'effet de savoir si l'on ne pourrait pas en produire un semblable dans les artères *mortes*, et ces expériences nous démontrèrent qu'il en était réellement ainsi. Donc, j'admets volontiers que les artères épigastriques, comme toutes les autres, peuvent être le siége d'un bruit de souffle, si elles sont convenablement comprimées, soit artificiellement, soit pathologiquement. Mais je nie hautement, et sans nulle crainte possible de me tromper, que les artères épigastriques donnent un bruit de souffle de la grosseur de celui connu sous le nom de placentaire ou de maternel. Il faudrait, en vérité, avoir une oreille bien peu exercée, bien novice, en matière d'auscultation des artères, soit chez tous les sujets en général, soit chez les femmes grosses en particulier, pour commettre une erreur, que M. Glénard me permette de le dire sans l'offenser, aussi énorme. Qu'il me suffise, pour le moment, de m'en tenir à cet argument, qui, à la rigueur, pourrait d'ailleurs me dispenser de tout autre. Que si cet argument ruine de fond en comble l'ingénieuse théorie, laborieusement enfantée par M. Glénard, c'est un de ceux, au contraire, qui militent le plus victorieusement en faveur de celle que nous enseignons depuis quarante ans, et que nous nous efforçons de démontrer aujourd'hui devant l'Académie.

Il ne nous reste plus maintenant qu'à la résumer et à la formuler. Ce sera l'objet de notre second article.

Art. 2. — *Solution du triple problème de la localisation, du mode de production et de la dénomination du bruit de soufflet dit placentaire ou maternel.*

Le bruit de soufflet appelé *placentaire*, isochrone au pouls de la femme enceinte, n'est autre chose qu'une espèce *locale* du bruit de soufflet des grosses artères, auquel il a été unanimement comparé, et même *assimilé*, par tous les observateurs longuement exercés dans la pratique de l'auscultation en général et de l'auscultation spéciale dont il s'agit ici. Cette unanimité me dispense de toute discussion, quant à la *nature* même du phénomène désigné sous le nom de bruit de soufflet placentaire, quelque différentes que soient d'ailleurs les théories proposées sur son siége ou sa *localisation*, et sa cause productrice, ou sa théorie *causale*.

I. *Localisation et mode de production.* — Le souffle artériel *maternel* a pour siége les artères intra-pelviennes (artères iliaques primitives, artères iliaques internes et externes). Voici les arguments sur lesquels repose la démonstration de cette proposition.

1° Toutes choses égales d'ailleurs, le maximum d'intensité du souffle maternel existe dans les régions de l'abdomen correspondant à celles des artères indiquées, sur lesquelles pèse nécessairement l'utérus, chargé du produit de la conception; 2° le souffle maternel disparaît, non pas immédiatement après la délivrance, mais aussitôt que l'utérus est revenu à son volume normal; 3_0 sous le rapport de sa grosseur, le souffle maternel ne peut se passer dans aucune des artères de la cavité abdominale autres que les artères iliaques primitives, iliaques internes et externes; 4° un souffle semblable à lui est produit par les diverses tumeurs de la cavité abdominale, capables d'exercer à l'instar de l'utérus, chargé du fœtus, une compression sur les grosses artères intra-pelviennes.

II. *Dénomination.* — Les noms de souffle *utérin*, de souffle *épigastrique* ne lui conviennent pas mieux que celui de souffle placentaire. La seule *dénomination représentative* qui lui soit appropriée est celle de *souffle des artères intra-pelviennes, provenant de leur compression par l'utérus chargé du produit de la conception*, ou par abréviation, souffle *arterio-intra-pelvien puerpéral* (1).

TROISIÈME PARTIE.

OBSERVATIONS PARTICULIÈRES OU PIÈCES JUSTIFICATIVES.

Je diviserai ces observations, réduites à leur plus simple expression, en quatre catégories. Dans la première, je rapporterai celles relatives au bruit de soufflet proprement dit et au bruit de soufflet musical, déterminés par ces états du sang connus sous les noms de *chlorose*, d'*anémie*, de *chloro-anémie* et d'*hydrémie*, chez les sujets des deux sexes. Dans la seconde, seront placées les observations de même espèce relatives aux femmes grosses en particulier, chez lesquelles les grosses artères intra-pelviennes donnent, à l'instar des autres grosses artères, le bruit de soufflet musical, surajouté en quelque sorte au bruit de soufflet proprement dit, résultant de leur compression par

(1) J'ajoute que s'il était démontré par des faits ultérieurs qu'il existe en même temps que celui-ci, chez les femmes grosses, des bruits de souffle dans les artères utérines, épigastriques, ou ailleurs, il faudrait aussi leur donner leur nom propre ou distinctif.

la matrice et le fœtus qu'elle contient. La troisième catégorie comprendra les observations dans lesquelles le bruit de souffle maternel a été constaté pendant quelques jours après la délivrance. Enfin la quatrième sera consacrée aux cas, dans lesquels des tumeurs développées sur le trajet des grosses artères qu'elles comprimaient, y ont produit un bruit de soufflet tout à fait semblable à celui des femmes enceintes, sous le double rapport de sa nature et de son volume.

Première catégorie. —*Observations de bruits musicaux ou chants des artères chez les sujets des deux sexes affectés d'anémie, de chlorose, de chloro-anémie, d'hydrémie.* — Les observations de cette catégorie, que j'ai recueillies depuis quarante ans passés, se comptent par je ne sais combien de centaines, tant sont fréquents les états du sang sous l'influence desquels se produisent les bruits anormaux des artères auxquelles elles se rapportent. Avant les recherches qui nous permirent de démontrer, par une longue expérimentation clinique, les rapports de cause à effet entre ces états du sang et certains bruits anormaux des artères, les personnes qui présentaient ces derniers états, alors à peu près inconnus, étaient traitées comme atteintes de diverses maladies *chroniques-organiques* ou de simples maladies nerveuses. Laennec lui-même, ce grand maître en matière de diagnostic, n'avait pu échapper encore à l'erreur commune, ainsi que chacun peut s'en assurer en lisant le chapitre qu'il a consacré aux anomalies du bruit du cœur et des artères, notamment au bruit de soufflet proprement dit et au bruit de soufflet musical, soit du cœur, soit des artères. Il y déclare que ces bruits sont dus à un *spasme*, à une *altération vitale*, à une *lésion de l'innervation* de ces parties, sans faire la moindre mention des états du sang qui jouent un si grand rôle parmi leurs causes.

Les quelques observations que je consigne ici datent presque toutes des premières années où ce rôle fut constaté, de la manière la plus certaine, c'est-à-dire de 1831 à 1835. J'ai cru devoir les choisir de préférence à celles qu'à partir de cette époque jusqu'à celle où j'écris, j'ai recueillies par centaines chaque année, afin que les lecteurs sachent bien que ce n'est pas d'aujourd'hui que nous connaissons la chlorose, la chloro-anémie, etc., et leur surprenante fréquence, signalée par nous, comme il a été dit plus haut, depuis quarante ans passés.

Guay (Marie-Louise), âgée de dix-huit ans, fut admise à la Clinique au mois de juillet 1840 ; elle était *chloro-anémique* à un haut degré.

Le 14 juillet, *bruit de diable* dans la carotide droite, de l'espèce comparée au *bourdonnement de mouche* et accompagné d'un *frémissement vibratoire*, bien sensible au doigt appliqué sur l'artère.

Le 15 juillet, à peine ai-je appliqué le stéthoscope sur la carotide droite, que j'y entends un *chant* sur deux *tons*, l'un isochrone à la diastole, l'autre à la systole de cette artère, et ressemblant au *bourdonnement bruyant d'un frelon*. L'*air* s'interrompt pendant le repos de l'artère, puis recommence. Si l'on comprime légèrement l'artère ou qu'on la rapproche du larynx, le *sifflement devient presque continu et se renforce ;* il est comme suspirieux, plaintif et tire sur le son de la *musette ;* il cesse complétement pendant des efforts prolongés, et revient aussitôt que ces efforts cessent. Aucune autre artère que la carotide ne présentait de sifflement musical au moment de notre examen, qui fut prolongé pendant plusieurs minutes.

Les 16 et 17, dans la position assise ou couchée, la carotide droite fait entendre distinctement son chant accoutumé, avec quelques variations, selon que l'artère est plus ou moins pressée par le stéthoscope, plus ou moins rapprochée du larynx. Il est aussi plus fort, plus manifestement continu, quand la malade est assise dans son lit que lorsqu'elle est couchée horizontalement.

Les 18, 19 et 20, le chant ou sifflement carotidien persiste, tantôt composé de deux temps correspondant à la diastole et à la systole, suivis d'un repos bien marqué, tantôt semblable au bourdonnement continu d'une mouche.

Sur mon invitation et sur celle de M. le docteur Andry, mon chef de clinique, M. le docteur Devilliers fils, son ami, voulut bien noter l'air que jouait l'artère carotide de notre malade, et je l'ai consigné dans mon *Traité des maladies du cœur*.

Une jeune fille de vingt-six ans, à *teint chlorotique*, très-nerveuse, *très-impressionnable*, selon sa propre expression, mal réglée, sujette à des épistaxis, à des palpitations, à des maux de tête, etc., fut reçue à la clinique le 9 juillet 1834. A cette époque, on n'entendait qu'un léger *bruit de diable* dans les carotides, surtout dans la droite.

Les 28 et 30, le ronflement de diable est très-fort et, sous une faible pression du stéthoscope, se transforme en un *roucoulement*, et par intervalle en une sorte de *chant* un peu aigre, comparable au *bourdonnement de la mouche*.

Une femme pâle, leucorrhéique, offrant le premier degré de la chlorose, fut couchée au n° 1 de la salle Sainte-Madeleine. Il existait un *bruit de diable dans la carotide* gauche et dans l'artère crurale du même côté, où il ressemblait *aux modulations du roucoulement de la tourterelle* Plus tard, cette sorte *d'air ou de chant* se fit entendre dans la crurale droite ; le *bruit de diable proprement dit* persistait dans la carotide gauche (la carotide droite ne nous l'offrit jamais).

A l'époque où j'étais encore médecin du Bureau central (1831-1834), j'auscultai les carotides de deux jeunes filles (l'une de seize ans, l'autre de dix-huit ans), chlorotiques toutes les deux, bien qu'elles eussent l'une et l'autre un embonpoint assez prononcé. Il existait dans la carotide gauche un bruit de diable très-fort, plus sifflant et plus roucoulant chez la fille de seize ans.

Dans le courant de l'année de 1834, parmi les nombreuses jeunes filles chloro-anémiques que j'auscultai, soit à ma Clinique, soit au Bureau central, l'une n'était âgée que de neuf ans et demi. Elle était grande pour son âge, mais maigre, ayant les yeux battus, le teint d'un jaune verdâtre et se plaignait de palpitations, qu'on avait attribuées à une maladie organique du cœur. Je saisis avec empressement l'occasion qui m'était offerte de vérifier si, comme il me semblait infiniment probable, le bruit de diable existerait chez une chlorotique d'un âge aussi tendre. J'entendis en effet, à un haut degré, ce bruit dans la carotide gauche. Il existait aussi un bruit de souffle bien marqué dans la région du cœur, mais sans aucun autre signe d'un rétrécissement *organique* des orifices (1).

(1) Après avoir rapporté ce cas, le premier assurément, de la chlorose ou de

Une jeune fille, légèrement chlorotique, non réglée depuis quelques mois, d'une maigreur moyenne, sujette à des palpitations, à des maux d'estomac, etc., fut couchée au n° 12 de la salle Sainte-Madeleine. Elle n'offrait alors qu'un *bruit de diable* médiocre dans les carotides.

Le 6 janvier 1834, je constatai l'existence de ce *même bruit dans l'artère crurale gauche. Dans l'artère crurale droite existait un sifflement musical analogue au roucoulement*, mais ayant un timbre désagréable, que M. le docteur Jules Pelletan, alors mon chef de clinique, comparait à celui du *coassement* de la grenouille.

Le 7 janvier, j'entendis dans la carotide droite un bruit *appréciable* ou musical qui me parut comparable à *celui du grelot.*

Un jeune homme brun, pâle, d'une constitution nerveuse, fut reçu à la Clinique (salle Saint-Jean-de-Dieu, n° 15) pour un rhumatisme articulaire aigu des plus violents, pour la guérison duquel on eut recours aux émissions sanguines (dans la mesure appropriée au mal et au malade). Il me vint à l'idée, pendant la convalescence, de rechercher si l'état *chloro-hydrémique* accidentel offert par ce malade n'avait pas donné lieu aux bruits artériels pathognomoniques de l'état chloro-anémique ordinaire. Or, je constatai, à diverses reprises, ainsi que plusieurs assistants, un bruit de diable dans les carotides, et surtout dans la droite; ce bruit était plus ronflant aux deux temps de la systole et de la diastole artérielles. On entendait un léger murmure de souffle dans l'artère crurale. Les bruits du cœur étaient clairs, sans souffle; le pouls n'offrait pas de fréquence notable : il était *flasque*, comme si l'artère n'eût pas été suffisamment pleine de sang.

Le 25 octobre 1834 j'auscultai les artères d'un jeune homme habituellement pâle, mais assez fortement constitué, guéri d'une pneumonie pour laquelle il avait été plusieurs fois saigné et mis à l'usage des boissons aqueuses. J'entendis, dans la carotide droite, un assez beau bruit de diable, presque rou-

la chloro-anémie des enfants que j'ai rencontrée si souvent depuis, et sur laquelle M. Roger a fait un si beau travail *ex professo*, je disais : « Rien n'est plus commun que de voir ainsi confondre les états *chlorotique*, *anémique*, *nerveux*, avec une lésion organique du cœur. » (Voir le *Traité clinique des maladies du cœur*, t. Ier, p. 269.)

coulant, et qui s'arrêtait brusquement si le malade faisait un effort.

Une jeune fille de vingt ans (n° 3, de la salle Sainte-Madeleine) était devenue *hydrémique* à la suite d'un rhumatisme articulaire aigu, dont elle fut guérie par un traitement dont les boissons aqueuses, la diète et des émissions sanguines, dans une mesure suffisante, avaient été les moyens. Chez elle aussi nous fûmes curieux d'examiner si nous entendrions, comme dans la chlorose et la chloro-anémie, les souffles artériels, signes pathognomoniques de ces états anormaux du sang qui circule dans les artères. Or, nous entendîmes, en effet, et d'une manière très-marquée, un bruit de diable dans la carotide gauche.

Une jeune femme fut couchée au n° 11 de la salle Sainte-Madeleine pour une forte pleuro-pneumonie. Elle en était à peine convalescente qu'elle fut prise d'une péritonite qui se prolongea pendant plusieurs semaines. La double guérison que nous eûmes le bonheur d'obtenir au moyen d'émissions sanguines convenablement mesurées, de boissons aqueuses, d'un régime approprié, firent nécessairement tomber la malade dans un état d'hydrémie. Nous fûmes curieux d'ausculter ses artères. Nous entendîmes un très-beau bruit de diable dans les artères carotide et sous-clavière du côté droit. En palpant légèrement ces artères on sentait un frémissement vibratoire ou cataire, comme si on eût touché une lame de verre en vibration. Il n'existait pas de souffle bien notable du cœur.

DEUXIÈME CATÉGORIE. — *Observations relatives au souffle musical des artères soit intra-pelviennes, soit des autres grosses artères chez les femmes enceintes, anémiques, chlorotiques, chloro-anémiques, hydrémiques.*—Une femme de trente-deux ans, chloro-anémique, fut admise dans notre service de clinique le 14 janvier 1858; elle se disait grosse de quinze jours environ et était affectée d'un rhumatisme articulaire circonscrit dans un petit nombre d'articulations, et en même temps d'une maladie syphilitique primitive.

Ces deux maladies étaient bien guéries, lorsque pour la première fois l'auscultation nous fit entendre les bruits du cœur du fœtus et le bruit de souffle maternel (la grossesse datait, à cette époque, de quatre mois et demi à cinq mois). L'état chloro-anémique persistait : on entendait dans les carotides et les sous-clavières le souffle caractéristique de cet état ; le pouls radial était petit et flasque ; les veines sous-cutanées étaient presque effacées, la peau pâle, etc.

Le tic-tac du cœur du fœtus et le souffle intra-pelvien, isochrone au pouls de la mère, se faisaient très-distinctement entendre. Ce souffle, en particulier, sautait pour ainsi dire à l'oreille aussitôt qu'elle était appliquée, soit médiatement, soit immédiatement, sur le côté gauche de l'abdomen, au-dessous et en dehors de l'ombilic (1).

Nous remarquâmes bien que le souffle était évidemment double, c'est-à-dire qu'il avait lieu également et pendant la diastole et pendant la systole des artères intra-pelviennes, mais plus prolongé au temps de la diastole artérielle. De plus, dans les intervalles de la diastole à la systole et de celle-ci à une nouvelle diastole (grand silence des artères à l'état normal), on entendait le souffle, bien que faible ; de sorte que c'était là un exemple nouveau de ce souffle, que nous avons appelé *continu, avec reprises ou renforcements pendant la diastole et la systole artérielles.*

Le 12 juin, je pratiquai une auscultation des plus attentives des artères intra-pelviennes, et je fis répéter cette exploration par plusieurs des assistants à la clinique. Ce jour-là, tous constatèrent parfaitement que le souffle était réellement continu, mais avec renforcements systoliques et diastoliques, et que par moment il offrait le caractère ronflant, de manière à imiter le ronflement commençant du *jouet* connu sous le nom de diable (2). Comme les précédentes fois, on entendait à droite, au maximum, le tic-tac du cœur du fœtus. On y entendait aussi le souffle maternel, mais très-faible, surtout en comparaison de ce souffle à gauche.

(1) Il n'est pas besoin de dire que, pour le cas dont il s'agit, l'auscultation *médiate* est préférable à l'auscultation *immédiate*.

(2) Les artères carotides et sous-clavières (les gauches principalement, ce jour-là) présentaient aussi le souffle continu, avec reprises, tantôt semblables au bruit ou souffle du vent proprement dit, tantôt sibilant, ronflant, caractère que l'on produisait à volonté, en portant à un certain degré la compression exercée sur les artères avec le stéthoscope.

Le 13 juin, le souffle intra-pelvien est toujours aussi facile à constater, et le stéthoscope en est si bon conducteur que l'on croirait qu'il se passe sous l'oreille même. Par moments, c'est un véritable chant artériel, avec renforcements diastolique et systolique, suspirieux, plaintif, comme le sont la plupart des *airs* artériels. Ce chant a été constaté par divers assistants auxquels je l'avais signalé comme un modèle en son genre. Je n'en avais, en effet, jamais encore entendu d'aussi beau, chez les autres femmes grosses et en même temps chloro-anémiques que j'avais déjà auscultées, en si grand nombre, à des époques antérieures (et j'avais ausculté chacune d'elles bien des fois pendant leur séjour dans le service).

Les 14 et 16 juin, le souffle musical des artères intra-pelviennes ressemble, en certains instants, au ronflement continu du jouet connu sous le nom de diable, qui se renforce quand on fouette l'instrument; tantôt au roucoulement plaintif du pigeon ou de la tourterelle.

Le 22 juin, la malade, sur sa demande, quitte l'hôpital. Depuis quelques jours elle avait notablement repris des couleurs et des forces, mais sans avoir encore cessé d'être chloro-anémique à un degré très-marqué.

Ce jour-là, néanmoins, le souffle *puerpéral* ou *maternel* (c'est-à-dire celui des artères intra-pelviennes) et le souffle des artères carotides et sous-clavières était moins musical : il ressemblait au souffle du vent sans sibilance ou ronflement.

Un jeune homme de seize à dix-sept ans était entré à la Clinique (n° 15, salle Saint-Jean-de-Dieu) pour des coliques dites *nerveuses*, accompagnées de crampes; il était chétif, d'un teint jaune pâle.

Les artères carotides et sous-clavières faisaient entendre un rudiment du *bruit de diable*. Si, par le moyen du stéthoscope on exerçait sur elles une compression graduée, pas trop forte cependant, *le bruit montait, parcourait une sorte de gamme* et se *transformait en un très-fort grondement.*

Troisième catégorie. — *Observations dans lesquelles le bruit de souffle puerpéral maternel a été entendu après la délivrance.* S'il est un argument qui suffit pour renverser la théorie d'après laquelle le bruit de soufflet de la grossesse, isochrone au pouls maternel, aurait pour cause la circulation placentaire, à l'endroit où le placenta s'insère à l'utérus, c'est bien assurément la persistence de ce souffle après la délivrance. En effet, si cette cause était réelle, son effet cesserait après qu'elle aurait elle-même cessé d'agir : *sublatâ causâ tollitur effectus.*

Si, au contraire, ce bruit de soufflet est bien l'effet de la compression de l'utérus *gravide* sur les artères intra-pelviennes, comme cette compression ne cesse complétement qu'à l'époque où l'utérus est revenu, sous le rapport de son poids et de son volume, à l'état normal, et que d'ailleurs il n'est pas probable que le rétrécissement tel quel des artères, si longtemps comprimées, disparaisse immédiatement, et pour ainsi dire en un clin d'œil, il n'est pas étonnant que le bruit de souffle maternel persiste un certain temps après la délivrance.

Une lingère, âgée de vingt-six ans, fut admise dans notre salle Sainte-Madeleine (n° 14), le 16 août 1866. Elle était chloro-anémique, et atteinte d'une légère pleurésie gauche, qui fut guérie au bout de huit jours. Elle était enceinte depuis huit mois et demi...

Le 17 août, en auscultant le côté droit de l'abdomen (dans la région accoutumée), j'entendis un bruit de souffle, isochrone au pouls de la malade (comme celui-ci à 108-112), et semblable au souffle produit par la compression d'une grosse artère. Le stéthoscope ayant été appliqué sur le côté droit de l'abdomen (dans une région symétrique à la précédente), j'entendis aussitôt un double bruit de tic-tac, bien frappé, très-fort, très-éclatant, et véritable type du claquement valvulaire du cœur, à 136-140 par miuute. Le pouls de la malade était flasque, assez petit, et l'on entendait un souffle à double courant dans les artères carotides.

A partir de ce jour (17 août) jusqu'au 5 septembre (à dix heures et demie du matin), que la malade accoucha d'un garçon très-fort, l'auscultation du souffle puerpéral et du tic-tac du cœur du fœtus, fut pratiquée journellement, avec le plus grand soin (1). En voici les principales particularités.

(1) Les mouvements du fœtus, pendant tout ce temps, furent très-fréquents et plus ou moins forts. Nous les avons plusieurs fois examinés sous le rapport

Le 25, très-intense à droite, le souffle maternel s'entend aussi à gauche, mais bien moins fort.

On entend le tic-tac du cœur fœtal, dans toute la région sous-ombilicale, à droite et à gauche.

Ce tic-tac est à 124-128, et le *souffle*, comme le pouls radial de la femme, à 72-76.

Le 28, à droite, le souffle se fait entendre d'une manière très-nette, le bruit de tic-tac s'y fait entendre aussi, de sorte que, au premier abord, l'analyse de ces deux espèces de bruit offre quelque difficulté; mais avec de la patience, on ne tarde pas à les bien distinguer et à les compter. De plus, on reconnaît que le bruit de tic-tac est le seul qu'on entende parfaitement dans la portion sus-ombilicale, tandis que dans la portion sous-ombilicale c'est le bruit du souffle seul qu'on entend.

Le premier donne 128-132, le second 84-88.

Le 30, le souffle tend à devenir continu. Le tic-tac, à des différences d'intensité près, se fait entendre des deux côtés de l'abdomen, en haut et en bas.

Le 1er septembre, on entend encore à droite le bruit de souffle, à deux temps (diastole et systole des artères dans lesquelles il se passe), ainsi que le tic-tac du cœur du fœtus. Mais on entend aussi le souffle à gauche, plus fort même aujourd'hui qu'à droite. Dans la région placée au-dessus de la crête iliaque, et plus haut, jusque dans la région épigastrique elle-même, on entend le tic-tac du cœur fœtal (136-140), et le souffle (92-96).

Les 3, 4, 5, on entend de nouveau le maximum du souffle à droite, et le maximum du tic-tac à gauche. Mais de ce même côté, on entend aussi un soufflement prolongé, légèrement sibilant (depuis cinq heures de la matinée du 5, la malade est dans les douleurs de l'enfantement, pousse des cris violents, au moment de la visite, et, comme il a été dit plus haut, accouche à dix heures et demie).

Après l'accouchement et la délivrance, M. le docteur Lemaire entend parfaitement le bruit de souffle à droite et à

du bruit de choc qu'ils auraient pu produire. Nous n'avons jamais entendu qu'un bruit sourd assez analogue à celui du choc des grosses artères pendant leur diastole.

gauche, mais très-fort à droite, et faible, plus sourd, et comme plus lointain à gauche.

Les 6 et 7, on entend encore le bruit de souffle à droite et à gauche, avec les mêmes différences que le 5. Le maximum de ce bruit a lieu dans le trajet des artères iliaques (à 72-76, comme le pouls).

Ce souffle est tout à fait semblable à celui que l'on entend en auscultant les carotides et les sous-clavières de l'accouchée, légèrement comprimées par le stéthoscope.

Le 8, l'utérus est revenu sensiblement à son état normal. Cependant on entend encore distinctement (M. le docteur Auburtin ainsi que nous) le bruit de souffle dans la région du flanc droit, dans le trajet des artères iliaques, et une pression assez forte ne le fait pas disparaître.

On entend distinctement dans la carotide droite un souffle à double courant.

Le bruit de souffle intra-pelvien n'a complétement disparu que trois jours après l'examen du 8.

Peu de temps après que s'était présentée dans notre salle Sainte-Madeleine la femme dont il vient d'être question, il y en avait une autre (n° 18), primipare, chez laquelle, un quart d'heure après l'accouchement, on entendit très-bien le souffle intra-pelvien. Mais il survint de graves accidents puerpéraux, qui ne permirent pas de rechercher ce bruit les jours suivants.

Le 1er juin 1858, j'examinai, au n° 15 de la salle Sainte-Madeleine, une femme de vingt-trois ans, entrée la veille pour y accoucher. Elle était primipare, et éprouvait, au moment de ma visite, les douleurs qui annoncent le travail, lesquelles lui faisaient pousser des cris aigus. Le col était déjà très-dilaté, et le fœtus se présentait par la tête.

J'ausculte l'abdomen, et j'entends très-distinctement, à gauche, le tic-tac valvulaire du cœur du fœtus, à 108 seulement par minute (un léger souffle se mêlait au premier bruit). A droite, j'entends, très-distinctement aussi, le souffle des artères intra-pelviennes, lequel, comme le pouls radial de la mère, ne donnait que 40 à 44 par minute. Le souffle est très-prolongé, ayant lieu au double temps de la diastole et de la systole artérielles, mais en raison de la lenteur du pouls il est suivi d'un long repos ou silence.

L'accouchement a lieu à midi. A trois heures et demie, M. Potain, chef de clinique, a trouvé le pouls de la mère à 60, et le pouls de l'enfant à 120.

Le 2 juin, le pouls de la mère est revenu à 40; nous avons constaté, M. Potain et moi, à droite de l'abdomen le souffle maternel, à 40 comme le pouls, très-sensiblement plus faible que la veille. L'utérus est encore très-volumineux.

Le 3 juin, le pouls de l'accouchée est à 40. Je n'ai pu entendre le souffle maternel.

Le 4 juin, les seins sont tendus, engorgés, durs (l'accouchée ne nourrit pas son enfant). Le pouls est à 52-56.

Les 5, 6 et 7 juin, l'utérus revient graduellement à son volume normal, et le bruit de souffle abdominal a complétement disparu. Les seins restent encore assez durs et tendus, le pouls à 52-56. Tout va bien, d'ailleurs ; on augmente graduellement la quantité des aliments.

Comme l'accouchée appartenait à la classe des chloro-anémiques, on commence l'usage du tartrate de fer.

Le 7 juin, voici ce que nous avait fait constater l'auscultation des artères carotides et sous-clavières : à droite, ces artères donnaient un sifflement musical à deux temps, imitant assez bien le bourdonnement de mouche, ou le chant un peu voilé de la *guimbarde*. Les artères et les sous-clavières gauches faisaient entendre un simple souffle de vent.

Le pouls était à 52.

Une fille de vingt-cinq ans, grosse, grande, bien développée, mais en même temps molle, flasque, chlorotique, était au neuvième mois de sa grossesse, lorsque, au mois d'avril 1856, elle fut couchée au n° 19 de la salle Sainte-Madeleine.

En auscultant les carotides, on entendait un souffle continu, à deux reprises ou renforcements, pendant les diastole et systole artérielles, tendant à la sibilance.

Les bruits du cœur du fœtus étaient forts, très-distincts, à 136-140.

Le souffle abdominal ou des grosses artères du bassin offrait deux reprises ou renfoncements et tendait à la sibilance comme celui des artères carotides. Le second renfoncement, correspondant à la systole artérielle, était plus faible et plus court que le premier, correspondant à la diastole artérielle.

La jeune fille accouche, le 29 avril, à onze heures du matin. A quatre heures, M. le docteur Duroziez, chef de clinique, entend distinctement et facilement, à droite et à gauche de l'abdomen, le *souffle maternel.*

Le 30, à ma visite, j'entends encore ce souffle, à droite, en appuyant profondément le stéthoscope dans la région de l'artère iliaque primitive. Mais il me faut le chercher avec une grande attention, car il est faible et moins prolongé qu'avant l'accouchement. Je ne l'ai pas entendu, et il en a été de même de M. Duroziez, dans le côté gauche de l'abdomen.

Une femme, couchée au n° 14 de la salle Sainte-Madeleine, était grosse pour la seconde fois et arrivée au dernier mois de cette seconde grossesse.

A diverses reprises, j'avais ausculté l'abdomen, et j'avais entendu : à gauche, le tic-tac du cœur du fœtus (136 à 140 par minute), à droite, le souffle maternel (60 à 64 par minute, comme le pouls de l'accouchée), souffle que j'entendis aussi, mais bien plus faible, à gauche.

L'accouchement eut lieu dans la nuit du 17 février 1856. Le lendemain, neuf heures après l'accouchement, nous entendîmes, M. le docteur Auburtin et moi, le souffle maternel. A droite, il était fort et prolongé, comme avant l'accouchement ; à gauche, je l'entendis aussi *très-distinctement*, bien que moins fort et moins prolongé qu'à droite.

Le 19 février, je constatai de nouveau, à droite et à gauche, le souffle indiqué, mais très-sensiblement affaibli. En appliquant le stéthoscope sur l'artère crurale gauche, et la comprimant à un certain degré, je constatai, et fis constater à un des élèves de la Clinique, un bruit de souffle, tout à fait semblable au souffle puerpéral.

Le 21 février, j'entendis encore, à droite, quelques faibles restes de ce dernier souffle.

Quatrième catégorie. — *Observations de bruit de soufflet des grosses artères, semblable, identique à celui du bruit de soufflet puerpéral maternel, produit par des tumeurs comprimant les grosses artères*, *soit* extra, *soit* intra-pelviennes. — Certes, de telles observations ne sont pas seulement des arguments en quelque sorte irrésistibles en faveur de notre théorie, mais elles sont en même temps des arguments non moins irrésistibles contre les théories *placentaire* et *utérine*. M. Glénard soutient que les fibrômes de l'utérus ne produisent un bruit de soufflet semblable au bruit de soufflet de la grossesse, que par la compression des artères épigastriques. En admettant, par *invraisemblable*, pour ne pas dire *impossible*, qu'un bruit de soufflet des artères épigastriques comprimées pût offrir la grosseur ou le volume du bruit de soufflet dit placentaire, à plus forte raison M. Glénard aurait-il dû soutenir en même temps, avec nous, que les grosses artères intra-pelviennes, plus certainement comprimées que les artères épigastriques dans les cas de fibromes utérins très-volumineux, sont également le siége d'un bruit de soufflet, d'un volume égal à celui du bruit de soufflet, improprement dit placentaire.

Parmi les cas de ressemblance évidente, comme palpable, du souffle appelé placentaire avec le bruit de soufflet proprement dit des grosses artères produit par compression, et réciproquement, qui me frappèrent le plus vivement, ce fut le suivant :

Chez un malade de notre salle Saint-Jean-de-Dieu, dont j'auscultais la partie postérieure de la poitrine, j'entendis, et je fis entendre à plusieurs de ceux qui suivaient la clinique, un gros bruit de soufflet tout à fait semblable à celui des femmes grosses et ayant son maximum d'intensité dans la région correspondant au foie. L'expérience fut répétée un très-grand nombre de fois, pendant le temps assez prolongé que le malade vécut encore, et le résultat fut toujours le même. Nous nous disions souvent que si pareil bruit était entendu chez une femme saine dont on ausculterait l'abdomen, on affirmerait sans hésiter qu'elle était grosse.

Le malade ayant fini par succomber, l'autopsie cadavérique nous fit reconnaître une tumeur très-dure, située derrière le bord postérieur du foie, comprimant l'aorte, qui était notablement rétrécie dans sa portion correspondant à la tumeur.

Marie Vin, âgée de vingt-quatre ans, est entrée à l'hôpital de la Charité (3, salle Sainte-Madeleine) le 5 avril 1856. Elle est pâle, maigre, et ses veines extérieures, affaissées, petites, ne contiennent qu'une faible colonne de sang peu coloré; son pouls est petit, mince, flasque, à 64 par minute; la température est normale.

Les artères carotides et sous-clavières donnent un bruit de souffle continu, légèrement musical, avec renforcement pendant la diastole et la systole artérielles.

Il existe dans la région sous-ombilicale une grosse tumeur dont la malade fait remonter l'origine à dix mois. Examinée à de très-nombreuses reprises, j'ai constaté avec plusieurs assistants (entre autres M. le docteur Lemaire, ancien chef de notre clinique, et M. le docteur Duroziez, chef actuel de cette clinique) les particularités suivantes : le volume de la tumeur dépasse celui de la tête d'un enfant de deux ans; elle s'étend verticalement depuis le pubis jusqu'à 4 à 5 centimètres au-dessus de l'ombilic, et transversalement de l'une des régions iliaques à l'autre (25 centimètres dans le premier sens et 30 dans le second) ; elle se déplace à peine, de quelque côté qu'on la presse, et offre une consistance analogue à celle des corps fibreux (fibrômes) de l'utérus, dont elle nous paraît constituer un exemple. La percussion donne un son mat dans toute l'étendue de cette tumeur, comme si l'on percutait du bois; quelques bosselures se rencontrent dans ses régions terminales, à droite et à gauche; elle est indolente et n'incommode la malade que par son poids et son volume, sans que jusqu'ici l'expulsion de l'urine et des matières fécales en ait été notablement gênée. Les règles ne sont pas supprimées.

A peine l'oreille, nue ou munie du stéthoscope, est-elle appliquée sur la tumeur qu'on entend un bruit de souffle très-prononcé, tout à fait semblable à celui des femmes arrivées aux quatre ou cinq derniers mois de leur grossesse. Le maximum d'intensité de ce souffle se trouve à la partie moyenne de la tumeur, suivant une ligne parallèle à celle que parcourt l'aorte abdominale, et, à mesure qu'on s'éloigne de cette verticale, à gauche ou à droite, le bruit perd graduellement de son intensité.

Au premier abord, le souffle, quoique très-prolongé, paraît unique. Mais, en écoutant avec une attention suffisante, on ne tarde pas à reconnaître qu'il est double, c'est-à-dire qu'il se produit et dans la diastole et dans la systole de l'artère ou des artères qui en sont le siége (car il est impossible de lui assigner un autre siége). Il est plus fort et plus prolongé au premier qu'au second temps (le second bruit succédant au premier presque sans intervalle bien appréciable). Ce double bruit de souffle est suivi d'un silence ou repos après lequel il recommence. Comme le pouls, il est à 64 par minute.

Écouté, sans qu'on exerce une pression notable sur la tumeur, ce souffle, à deux temps ou à double courant (dans le même sens) est clair et tend même à devenir sibilant ou musical ; mais au fur et à mesure qu'on exerce une pression graduée sur la tumeur, il devient plus sec, plus rude, et tire sur celui de la scie, en perdant de son volume.

La moindre pression exercée sur les artères fémorales donne lieu à un bruit de souffle, surtout pendant leur diastole.

Cette jeune femme se trouvait dans notre service à la même époque que la jeune fille chlorotique, dont l'accouchement eut lieu le 29 avril. Nous avons pu, par conséquent, comparer entre eux les bruits de souffle abdominal qu'elles présentaient l'une et l'autre. Leur ressemblance était des plus frappantes. Cependant le souffle de la jeune femme grosse nous parut être moins volumineux que celui de l'autre femme.

Ni chez l'une ni chez l'autre on ne distinguait *nettement* un choc ou une impulsion de l'abdomen accompagnant le souffle artériel au premier temps (celui de la diastole artérielle).

Kyste de l'ovaire droit, simulant une grossesse extra-utérine, opération césarienne vaginale; mort — (*Lancette française*, n° du 8 mai 1834).

Une femme de quarante-sept ans, mariée et sans enfants, fut admise à l'hôpital Necker (service de M. Bricheteau) dans le courant du mois de juin 1833. Elle n'avait pas eu ses règles depuis neuf mois et croyait toucher au terme d'une grossesse. Son abdomen était proéminent, comme il l'est en pareil cas, et elle éprouvait des douleurs qui semblaient annoncer un prochain accouchement. On sentait distinctement dans le flanc droit une tumeur inégale, qui avait la forme d'une tête d'enfant d'un côté, et, de l'autre, offrait une saillie qu'on pouvait croire formée par le pied d'un fœtus. La malade disait sentir distinctement les mouvements d'un enfant.

Il y avait dans la tumeur un bruit de souffle bien manifeste qu'on crût être le souffle placentaire.

Les médecins de l'hôpital et M. Baudelocque pensèrent qu'il y avait une grossesse extra-utérine de l'ovaire droit, et qu'on ne pouvait soulager la patiente qu'en pratiquant une incision sur les parois du kyste, qu'on croyait contenir le fœtus... On demeura d'accord qu'une incision exploratrice par le vagin était le seul moyen qu'il convînt d'employer. Elle fut pratiquée par M. Laugier, en présence de MM. Dubois (d'Amiens), Piédagnel, deux médecins étrangers et d'un bon nombre d'élèves. Avant de s'y décider, on avait de nouveau bien constaté l'état de la malade et l'existence du BRUIT QUI SIMULAIT, A S'Y MÉPRENDRE, LE SOUFFLE PLACENTAIRE.

Une péritonite se déclara, résista à tous les moyens, et la malade succomba le sixième jour après l'opération. L'opérateur n'avait point rencontré de fœtus, et le bruit de soufflet, deux jours après l'opération, se fit entendre comme avant.

Autopsie cadavérique. — La tumeur abdominale, descendue dans le bassin, était inégale et multiloculaire. Sa partie gauche était piriforme et assez semblable à une matrice amplifiée : c'était effectivement cet organe, dans la cavité duquel s'était développée une tumeur de la grosseur d'une forte poire, de nature lardacée et un peu ramollie... La partie droite de la tumeur se composait de plusieurs lobes, à surface inégale, raboteuse, ulcérée même, et recouverte çà et là de lambeaux membraniformes. On y trouvait un mélange de dégénérations carcinomateuse et encéphaloïde, séparées par des cloisons celluleuses, purulentes ou de petits kystes, remplis de sérosité brune et ichoreuse. On ne trouva point de traces de l'ovaire, qui avait probablement été envahi par les altérations indiquées, s'il n'en avait été lui-même le siége primitif... A la partie inférieure du bassin, *en arrière*, existait une autre tumeur de deux ou trois pouces de diamètre, contenant des kystes, dans l'un desquels avait pénétré l'incision pratiquée à la paroi postérieure du vagin.

Dans ce cas, on a pris pour ainsi dire sur le fait la cause de *ce bruit simulant, à s'y méprendre, le souffle placentaire.* Assurément cette cause n'était rien moins que le *passage du sang, soit à l'insertion du placenta, soit dans l'appareil vasculaire, soit dans l'artère qui sert principalement à la nourriture du placenta, en état de spasme.* Évidemment ici le bruit de soufflet était le résultat de la compression exercée par la tumeur sur les grosses artères avec lesquelles elle se trouvait en contact (1).

(1) Il est bien à regretter d'ailleurs que l'état de ces artères n'ait pas été décrit dans l'observation que nous venons de rapporter. Mais il était physiquement, mécaniquement impossible qu'elles n'aient pas été comprimées.

On sait aujourd'hui que dans les grossesses extra-utérines dont on avait cru trouver ici un exemple, on entend le même souffle que dans les vraies grossesses. Or, en présence de ce phénomène, que deviennent encore les doctrines *hypothétiques* dont il a été question tout à l'heure ?

PARIS — IMPRIMERIE DE E. MARTINET, RUE MIGNON, 2.

www.ingramcontent.com/pod-product-compliance
Ingram Content Group UK Ltd.
Pitfield, Milton Keynes, MK11 3LW, UK
UKHW021945260726
13994UKWH00004B/1557

9 782329 142500